失眠疗愈与中医助眠

主编

韦 婧　王怡茹　刘 萍

上海科学技术出版社

图书在版编目（CIP）数据

失眠疗愈与中医助眠 / 韦婧，王怡茹，刘萍主编.
上海 : 上海科学技术出版社，2025. 4. -- ISBN 978-7-5478-7142-3
Ⅰ. R256.23
中国国家版本馆CIP数据核字第2025VF0720号

失眠疗愈与中医助眠

主编 韦　婧　王怡茹　刘　萍

上海世纪出版（集团）有限公司　出版、发行
上 海 科 学 技 术 出 版 社
（上海市闵行区号景路159弄A座9F-10F）
邮政编码201101　www.sstp.cn
江阴金马印刷有限公司印刷
开本 889×1194　1/32　印张 4
字数 100千字
2025年4月第1版　2025年4月第1次印刷
ISBN 978-7-5478-7142-3 / R·3260
定价：58.00元

本书如有缺页、错装或坏损等严重质量问题，请向印刷厂联系调换

内容提要

失眠是一种常见的睡眠问题,不仅会影响睡眠质量,还可能导致情绪波动、注意力不集中、记忆力下降、头痛、胃肠道不适等一系列问题,甚至对工作和生活质量造成影响。因此,合理管理自己的睡眠、找到合适的睡眠方法变得尤为重要。本书通过了解失眠的症状、分类、发病机制,以及常见的生活方式因素、心理因素、疾病因素和药物因素等引起失眠的原因,给予读者自我疗愈的可行性建议,尤其介绍了关于中医治疗失眠的简便方法,包括常见中药、针灸、耳穴、芳香疗法、足浴、药膳、推拿、传统功法等特色调理方法。全书内容专业、翔实,通俗易懂,具有较高的实用价值和参考意义。

编委会名单

■ 主编
韦　婧　王怡茹　刘　萍

■ 副主编
邓　兵　顾　超　陶丽宇

■ 编委（按姓氏笔画排序）
丁　洁　王怡茹　韦　婧　毛美娇
邓　兵　任亚娟　刘　萍　张　娜
顾　超　陶丽宇　章怡祎

■ 插画
周啸飞

前　言

失眠问题已经成为现代生活中普遍存在的健康挑战。由于生活节奏的加快和压力的不断增加，许多人都在与失眠作斗争。据统计，全球约有三分之一的人口受到失眠的困扰，其中女性的比例要高于男性。

失眠不仅仅是一个简单的"睡不着觉"的问题，它背后隐藏着许多复杂的因素。从心理压力、环境因素到生活习惯，每一个细节都可能成为影响您睡眠质量的"罪魁祸首"。而失眠的后果也不容小觑，它会导致体重增加、情绪波动、记忆力下降，甚至可能引发胃食管反流等一系列健康问题。更严重的是，失眠还会对神经内分泌系统和心血管系统产生深远的影响，增加患高血压病、心脏病等疾病的风险。

本书的目的就是帮助您全面、深入地了解失眠问题，并提供一系列实用的建议和方法来应对它。我们将从失眠的原因入手，帮助您找到导致您失眠的"元凶"，然后给出针对性的预防和治疗建议。本书共分为六个章节，每个章节都围绕着与失眠相关的不同方面展开，旨在帮助您更全面地了解失眠，并找到最适合自己的解决方案。

当然，除了阅读本书之外，我也建议您积极寻求医生的帮助。专业的诊断和治疗能够更准确地找到您失眠的原因，并给出更有效的治疗方案。同时，调整生活方式和养成良好的睡眠习惯也是非常重要的。避免晚上过度兴奋的活动，如看手机、喝咖啡等，保持规律的

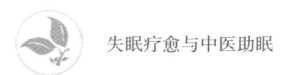

作息时间，营造安静、舒适的睡眠环境，这些都是改善睡眠质量的关键。

需要强调的是，失眠并不是一个无法解决的问题。只要您愿意付出努力和时间，通过正确的治疗和调整生活方式，您一定能够重新拥有健康的睡眠，享受快乐、充实的生活。在阅读本书的过程中，我希望您能够收获到宝贵的知识和实用的建议，为您的睡眠健康保驾护航。

编者

2025 年 1 月

目　录

第一章　睡眠的意义 / 001
　一、我们真的需要睡眠吗 / 003
　（一）身体需要睡眠 / 003
　（二）心理需要睡眠 / 005
　二、睡眠多少时间才够 / 006

第二章　失眠是一种"流行病" / 011
　一、失眠是现代人的"流行病" / 013
　二、失眠有哪些表现 / 013
　（一）入睡困难 / 014
　（二）夜间易醒 / 014
　（三）早醒 / 014
　（四）睡眠不稳 / 014
　（五）白天疲劳 / 015

第三章　失眠的原因 / 017
　一、生理因素 / 019
　（一）生理时钟失调 / 019
　（二）激素变化 / 019
　（三）健康问题 / 020
　二、心理因素 / 021
　（一）焦虑 / 021
　（二）抑郁 / 021

（三）失眠与"双心疾病" / 022

三、环境因素和行为因素 / 024

（一）睡眠环境不佳 / 024

（二）不良睡眠习惯 / 025

（三）饮食习惯 / 025

（四）运动不足 / 027

四、医疗与药物 / 028

第四章 **失眠自测和自我疗愈** / 031

一、今天开始注重睡眠卫生 / 034

（一）改善睡眠环境 / 035

（二）拥有自己的睡眠生物钟 / 036

（三）允许自己"睡不着" / 037

（四）注意饮食习惯 / 037

（五）规律的体育锻炼 / 039

（六）不要把焦虑带到卧室和床上 / 042

二、认识心理行为治疗——认知行为疗法 / 043

三、让我镇静一会，开一瓶安眠药吧 / 045

（一）常见的安眠药有哪些 / 046

（二）使用药物治疗失眠的风险 / 048

第五章 **中医治疗失眠** / 049

一、中医对失眠的认识 / 051

二、中医治疗失眠的方法 / 053

（一）中药治疗 / 055

（二）针刺疗法让您快速入眠 / 086

（三）艾灸 / 088

（四）耳穴疗法 / 090

（五）穴位贴敷 / 092

（六）芳香疗法 / 094

（七）中药足浴 / 097

（八）刮痧疏通血管 / 099

（九）拔罐疗法 / 101

（十）中药药膳 / 102

（十一）推拿按摩 / 105

（十二）传统功法调理 / 110

三、中医治疗失眠的注意事项 / 113

写在最后 / 114

参考文献 / 117

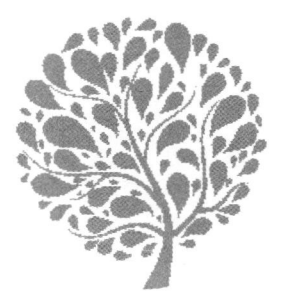

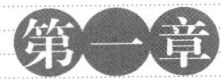

睡眠的意义

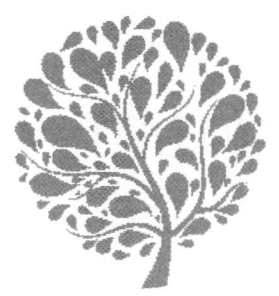

一、我们真的需要睡眠吗

在繁忙的现代生活中,我们常常听到人们抱怨时间不够用,任务繁重,连基本的睡眠都无法保证。然而,我们是否真的需要睡眠呢?历史上,有许多杰出的科学家、艺术家和领导者,他们都曾以极少的睡眠时间,创造了令人瞩目的成就,甚至,很多名人表达过睡眠太浪费时间的观点。然而,事实并非如此,一些睡眠剥夺实验中就可见一斑。

(一)身体需要睡眠

在紧张的工作时,大脑的每个细胞在吸取养分的同时,会产生相应的垃圾和废物。然而,清醒状态下的大脑会懈怠而疏于清除细胞废物的工作,只有在睡眠状态下,大脑才会进入高效的"清理模式"。大脑可以通过脑脊液的引流通路,类似于存在脑部的排污管道,清除这些废物,从而使得垃圾不至于在大脑中堆积,这里指的垃圾和废物包括 Tau 蛋白和淀粉样蛋白-β,而这两种蛋白在越来越多的研究中被证实与阿尔茨海默病,即我们常听到的老年痴呆,一种影响智力的疾病的发生关系密切。低质量的睡眠和睡眠不足是导致认知能力和记忆力减退的一个重要因素。

同时,睡眠不足也会引起心血管事件的发生,长期失眠会造成大脑皮层的调节功能紊乱和自主神经紊乱,从而影响身体的代谢,尤其会造成脂肪和糖类的代谢紊乱,进而会引起血压升高,可能导致高血压或其他心脑血管疾病。睡眠时长只需要减少 1 小时,心脏病的发作就会增加 24%。此外,研究表明,睡眠不足会降低人体对胰岛素的敏感性,增加患糖尿病的风险。

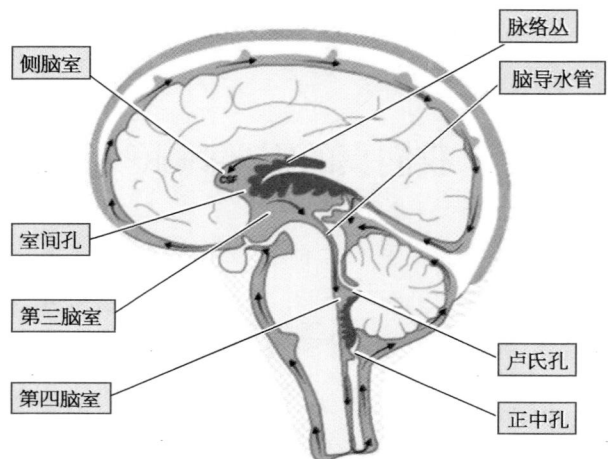

大脑结构示意图[1]

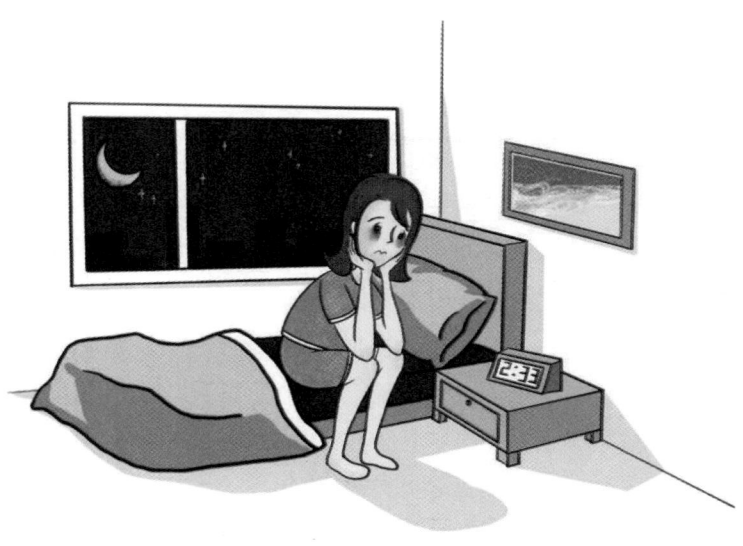

半夜失眠

---

[1] Bitanihirwe BKY, Lizano P, Woo TW. Deconstructing the functional neuroanatomy of the choroid plexus: an ontogenetic perspective for studying neurodevelopmental and neuropsychiatric disorders[J]. Mol Psychiatry, 2022, 27(9): 3573−3582.

长期的睡眠不足会导致人体处在令人担忧的免疫缺陷状态，易感染疾病。最近的研究表明，短睡眠时长和患癌症风险也有着重要的联系。早在2007年，世界卫生组织（WHO）就已经把熬夜定义为2A类致癌因素，与高温油炸食品同属一类。它还会导致内分泌紊乱。长期失眠可能会导致皮质醇水平升高，这种激素的变化与压力和焦虑有相关性。此外，对于儿童而言，充足的睡眠可以保证其生长发育。在睡眠状态下，生长激素可以连续数小时维持在较高水平。

（二）心理需要睡眠

研究表明睡眠障碍对个体的心理健康亦产生显著的负面影响。失眠作为一种常见的睡眠障碍，不仅会降低睡眠质量，减少睡眠时长，更会导致个体在日间表现出明显的疲惫感、情绪易激惹、注意力难以集中、情绪波动以及普遍的心理不适感。这种持续的身心疲惫状态，无疑给个体带来深重的痛苦和挫败感。

此外，长期的失眠问题还可能增加个体滥用药物和酗酒的风险，进一步加剧个体的心理健康问题。值得注意的是，失眠导致的疲劳、无助感以及缺乏参与社交活动的精力，容易使个体陷入孤独和社交隔离的状态。这种状态在心理学上，往往与抑郁和焦虑等心理问题紧密相连，形成恶性循环，进一步恶化失眠的症状。

因此，我们应充分认识到睡眠障碍对心理健康的潜在威胁，并采取积极的措施加以干预和治疗，以维护个体的身心健康。

睡眠质量的低下，无疑会对我们的心理状态产生显著的负面影响，进而可能诱发抑郁和焦虑的情绪。当一个人长时间躺在床上却无法进入睡眠状态时，他或她会逐渐感受到紧张和不安的情绪在滋生。这种情绪状态会进一步触发一系列生理反应，包括心跳加速、呼吸短促以及出汗等现象。这些生理反应的存在，则进一步加剧个体的焦虑情绪，使得入睡变得更加困难。

根据相关研究的结果,每天如能坚持早睡早起一小时的习惯,则能够显著降低罹患重度抑郁症的风险,降幅高达23%。而长期遭受失眠困扰的个体,其抑郁情绪往往会进一步恶化,从而对睡眠质量产生更为严重的负面影响。抑郁症的典型症状包括情绪低落、兴趣的丧失以及持续的疲劳感等。这些症状不仅会对个体的日常生活和工作产生严重影响,还会使他们感受到更加深重的疲倦和无助。

所以,良好的睡眠状态对身心健康尤为重要。

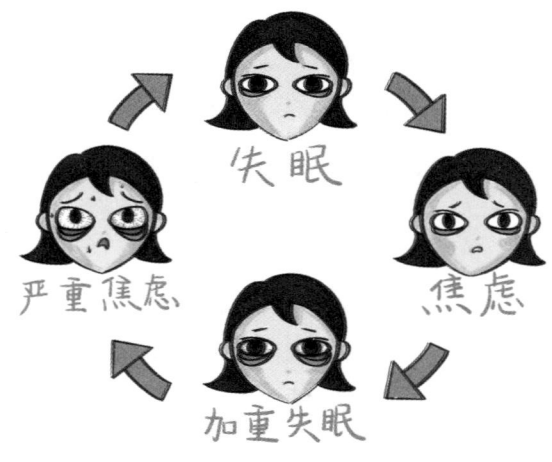

失眠与焦虑的相互影响

二、睡眠多少时间才够

睡眠,这一日常活动中至关重要的环节,时常让我们陷入思考:究竟需要多少时间的睡眠才是最佳的呢?例如谷爱凌,这位奥运健儿的成功背后,透露出每天睡10小时的秘诀。而英国原首相撒切尔夫人则每晚仅需4~6小时的休息。更不用说为人熟知的"8小时睡眠论"流传更广。然而，真实情况远比这复杂。

事实上，每个人对睡眠的需求都是不同的，个体之间的差异相当显著。科学研究并未能提供确凿证据，证明绝对的睡眠时间与第二天的精神状态之间存在直接关联。有时，即便延长了睡眠时间，但如果只是躺在床上而未进入深度睡眠，反而可能导致一天都感到昏昏沉沉，影响学习和工作效率。因此，高质量的睡眠远比绝对的睡眠时长来得重要。

为了更好地理解最佳的睡眠时间，我们需要深入了解睡眠周期。借助睡眠呼吸监测仪等工具，我们可以观察到睡眠周期分为五个阶段：非快速动眼睡眠的N_1期、N_2期、N_3期、N_4期，以及快速动眼睡眠期（REM期）。每个阶段都有其独特的特点和作用，共同构成了我们每晚的睡眠结构。了解这些阶段，有助于我们更好地调整睡眠习惯，追求更高质量的睡眠体验。

科普一下睡眠周期的知识。在睡眠过程中，我们会经历不同的睡眠阶段。首先是N_1期，也被称为浅睡期，这个阶段相对较短，通常

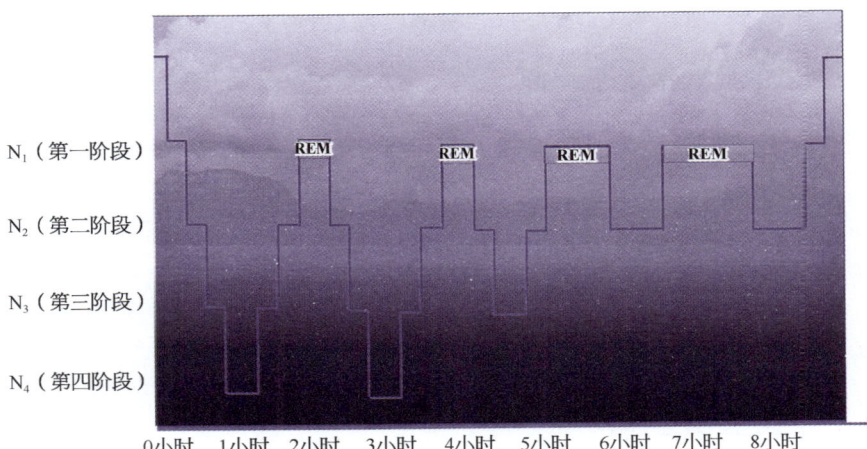

典型睡眠周期

只持续 1～7 分钟，是我们进入深度睡眠前的过渡阶段。接下来是 N_2 期，它比 N_1 期更深一些。而当我们进入 N_3 期和 N_4 期时，睡眠已经深入骨髓，此时人体的肢体肌肉和内脏功能恢复能力十分强大，且不易被唤醒。如果在这个阶段强行唤醒人，他们可能会感到混沌不清，需要几分钟时间才能恢复清醒。

之后，我们进入 REM 阶段，这是睡眠周期的最后一个阶段。在这个阶段，心跳加速，呼吸变得急促，眼球开始快速左右移动，同时梦境也开始产生。如果在 REM 阶段唤醒人，他们通常能够清晰地描述出他们所做的梦。

每个完整的睡眠周期大约持续 90 分钟，这是英国睡眠协会前任会长尼克·利特尔黑尔斯提出的 R90 法则的核心内容。因此，衡量睡眠质量的关键在于我们经历了多少个完整的睡眠周期，而不是单纯地关注睡了多少小时。实际上，每个人在不同阶段所需的睡眠时间都有所不同，因此并没有一个统一的睡眠时长标准。为了更好地了解适合自己的睡眠时长，我们可以参考美国睡眠基金会提出的建议（表 1-1）。

表 1-1 各年龄段推荐睡眠时长标准[1]

年　　龄	推荐睡眠时长标准
新生儿（出生～3 个月）	14～17 小时
婴儿（4～11 个月）	12～15 小时
幼童（1～2 岁）	11～14 小时
学龄前儿童（3～5 岁）	10～13 小时
学龄儿童（6～13 岁）	9～11 小时

[1] Hirshkowitz M, Whiton K, Albert SM, et al. National Sleep Foundation's sleep time duration recommendations: methodology and results summary[J]. Sleep Health, 2015, 1(1): 40-43.

续 表

年　龄	推荐睡眠时长标准
青少年（14～17岁）	8～10小时
青年人（18～25岁）	7～9小时
成年人（26～64岁）	7～9小时
老年人（65岁以上）	7～8小时

基于"8小时睡眠论",一项权威期刊上发表的调查研究结果显示:每天睡眠时间达到7小时,心血管疾病以及其他原因死亡率降至最低点。睡眠不足或超过7小时,会影响认知功能和心理健康。

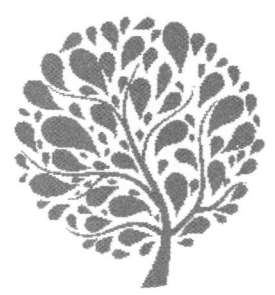

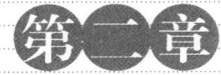

失眠是一种"流行病"

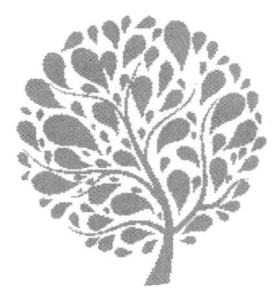

第二章 失眠是一种"流行病"

一、失眠是现代人的"流行病"

在现代社会，我们面临着巨大的压力，内卷现象无处不在。这种压力常常导致我们主动或被动地打破自己的正常作息规律。有些人选择报复性熬夜，有些人则陷入反复刷手机的麻木循环中。甚至白天的一件小烦恼都可能让我们推迟入睡，最终引发失眠问题。

失眠，即无法获得充足且高质量的睡眠，或难以维持睡眠状态，进而导致白天感到极度疲惫和困倦。近年来，失眠的发病率不断攀升，已成为一个日益严重的公共卫生挑战。据中国睡眠研究会发布的《2023中国睡眠研究报告》显示，尽管2022年我国居民平均睡眠时长达到7.37小时，但仍有16.7%的成年人睡眠时长不足7小时。这意味着失眠问题已经成为现代人的普遍困扰。

然而，尽管失眠问题严重，但我们不必过度恐慌或焦虑。正视这一"流行病"，不将其过度严重化，我们就可能已经在通往解决失眠问题的道路之上。通过调整生活习惯，改善睡眠环境，甚至寻求专业医疗帮助，我们都有望摆脱失眠的困扰，享受一个健康、充实的睡眠生活。

二、失眠有哪些表现

失眠的症状包括入睡困难、夜间易醒、早醒、睡眠质量差、白天疲劳等。

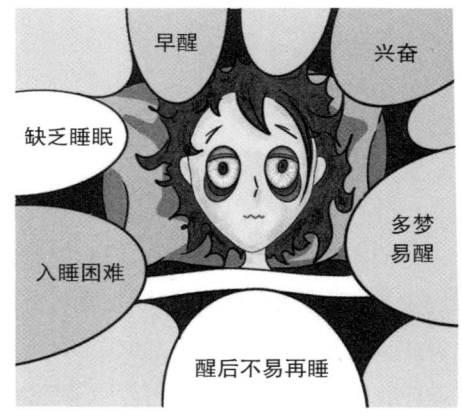

失眠的常见症状

（一）入睡困难

通常，健康的人应该在 20 分钟内顺利入睡。然而，对于失眠者来说，这个过程可能会拉长到 30 分钟甚至更久。长期躺在床上却无法入眠，可能会使一些人对床产生恐惧和排斥的情绪。有时，这种情况会导致一些失眠者觉得在沙发上反而更容易入睡。

（二）夜间易醒

夜间易醒是指睡眠过程中多次无预警地醒来，特别是在深度睡眠和快速眼动睡眠这两个关键阶段。对于一些患者来说，一旦醒来，再次入眠会变得异常困难，导致他们只能瞪大眼睛直到天亮。

（三）早醒

早醒是指在理想睡眠时间尚未达到的情况下，个体提前醒来且难以再次入睡的情况。通常，如果醒来的时间比平时提前了 2 小时以上，那么这种情况就可以被认定为早醒。

（四）睡眠不稳

失眠者常常觉得他们的睡眠质量较差，容易被外界的噪音、光线等干扰而醒来。虽然他们可能需要更长的睡眠时间来恢复精力,但睡眠的时间长度与睡眠质量并不总是成正比。

(五)白天疲劳

由于失眠,个体在白天时经常会感到疲劳和困倦,这使得他们难以保持清醒和集中注意力。为了维持清醒,他们可能会依赖大量的咖啡因和其他刺激性物质,但这又可能进一步影响他们的睡眠质量,从而陷入一个恶性循环。

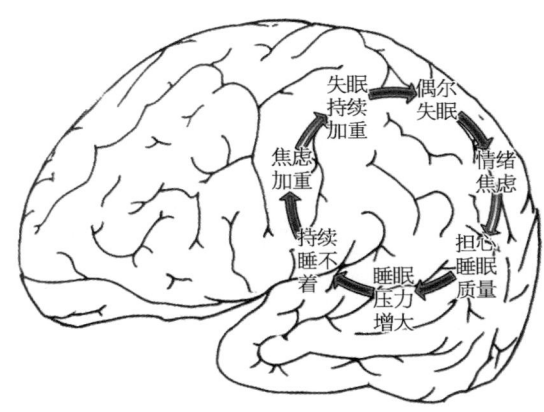

失眠与担心失眠的恶性循环

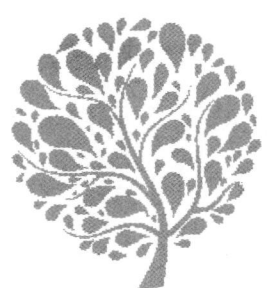

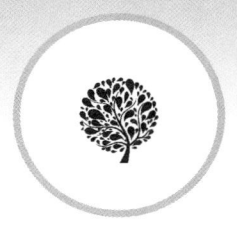

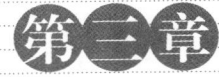

失眠的原因

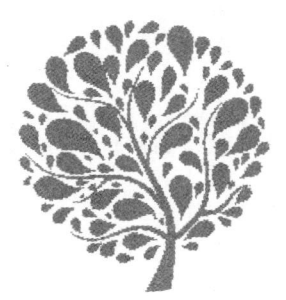

失眠的原因很多，有生理因素和心理因素，也有环境因素和行为因素。下面我们将逐一介绍失眠的常见原因。

一、生理因素

（一）生理时钟失调

人体内部存在一个精妙绝伦的"生物钟"，它主导着我们的睡眠与觉醒节律，与地球的周期性运动紧密相连，形成了我们常说的"昼夜节律"。当这一节律受到干扰，如时差反应、夜班工作带来的综合征，或是生活作息不规律，都可能引发失眠问题。更为严重的是，任何对这些"昼夜节律"的主动或被动破坏，都可能增加肥胖、糖尿病、抑郁症等复杂疾病的风险。

（二）激素变化

激素水平与失眠之间存在着紧密的联系。当激素水平出现异常时，可能会导致各种健康问题，包括失眠。褪黑素是一种调节睡眠—觉醒周期的激素。晚上，褪黑素的水平上升，帮助人们感到困倦并入睡。然而，当褪黑素水平不足或失衡时，可能会导致失眠。此外，应激激素如皮质醇也可能影响睡眠。当人体处于压力状态时，皮质醇水平会上升，这可能会干扰睡眠周期，导致失眠。

除了上述激素外，还有其他一些激素也可能与失眠有关。例如，生长激素、甲状腺激素和性激素等都在不同程度上参与睡眠调节。女性在生理周期和围绝经期时激素水平波动，也会影响睡眠。

（三）健康问题

慢性疾病可能导致失眠。例如疼痛、哮喘、糖尿病等慢性疾病都可能影响睡眠，还包括"不宁腿综合征""睡眠呼吸暂停综合征"等。

疼痛是导致失眠的最常见的慢性疾病之一。疼痛可以影响睡眠的质量和数量。疼痛可能会导致失眠，而失眠又可能会加重疼痛的感受，形成恶性循环。

哮喘和糖尿病等慢性疾病也可能影响睡眠。哮喘和糖尿病等慢性疾病需要长期治疗，这些治疗可能会影响睡眠。例如，糖尿病患者可能需要注射胰岛素，而胰岛素注射可能会影响睡眠。

"不宁腿综合征"，它会让人在夜间睡眠时候，出现双下肢特别是小腿深部难以忍受的不适感，常常表现为蚁爬感、撕裂感、蠕动感、烧灼感、憋胀感、酸困感、瘙痒感甚至疼痛，活动或者按摩后方可暂时性缓解。在这种疾病的折磨下，可导致患者严重的睡眠障碍。

睡眠呼吸暂停综合征是指睡眠中出现多次呼吸暂停或减弱的现象，导致睡眠质量下降和白天疲劳，严重时还会引发或加重高血压病、冠心病、糖尿病等疾病。睡眠呼吸暂停综合征的主要原因是上呼

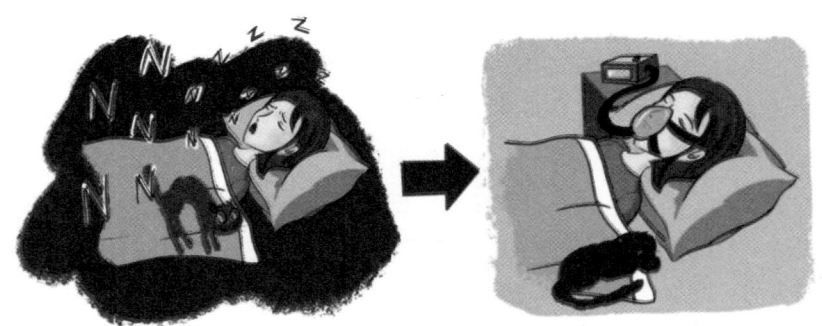

睡眠中出现呼吸暂停示意图

吸道阻塞，包括口鼻腔和咽喉部分的组织松弛，引起呼吸道狭窄或完全关闭。而心脏病和慢性阻塞性肺疾病等慢性疾病可能导致睡眠呼吸暂停，同样会导致失眠。如果您有以上几个症状，那就需要警惕了。

二、心理因素

（一）焦虑

焦虑情绪会导致大脑处于高度兴奋状态，从而影响睡眠。当我们感到压力和焦虑情绪时，我们的身体会产生一种生理反应，如心跳加速、血压升高、呼吸加快、肌肉紧张等。这些生理反应会刺激我们的大脑，并释放出一种叫作肾上腺素的激素，这种激素会让我们的身体保持警觉状态，使我们更加难以入睡。此外，长期的压力和焦虑也会导致我们的大脑产生一种叫作皮质醇的激素，这种激素也会影响我们的睡眠模式，并导致失眠。

（二）抑郁

抑郁状态，作为一种心理障碍，深刻影响着患者的心理健康。患者在这种状态下，常感到持续的疲惫和无助，其情绪往往陷入低落，对日常活动失去原有的兴趣和愉悦感。此外，精力不足和自我否定也是常见的症状表现。这些心理症状不仅给患者带来沉重的心理负担，还常常导致一系列睡眠问题。

具体来说，抑郁状态的患者可能会遇到难以入睡的困扰，即便入睡，也容易受到多梦、早醒等问题的困扰。更为严重的是，部分患者可能会经历反复的觉醒或夜间惊醒，这些睡眠障碍进一步加剧了他们的生活困扰，严重影响了患者的生活质量和日常工作效率。

研究指出，抑郁状态患者脑内的神经递质水平发生了显著变化，尤其是5-羟色胺等物质的明显减少，这可能是导致睡眠障碍的重要原因之一。同时，生物钟的紊乱也可能是导致睡眠障碍的另一关键因素。

然而，值得注意的是，大部分人群所经历的可能只是短暂的焦虑或抑郁状态，尚未达到焦虑症或抑郁症的诊断标准。对于这部分人群，非药物治疗手段如心理调适、生活方式改变等，都有助于改善他们的心理状态，进而缓解睡眠障碍，提高生活质量。

（三）失眠与"双心疾病"

"双心疾病"是一种涉及心脏和精神心理两个方面的疾病。这种疾病的认识强调了心脏疾病与心理健康之间的紧密联系，提醒我们在治疗心脏疾病时，不能忽视心理健康的重要性。

当心脏出现问题，如冠心病，或者经历了支架植入术等治疗后，患者可能会面临各种身体和心理上的挑战。这些挑战包括心境的改变，如出现焦虑和抑郁情绪，以及失眠等睡眠问题。这些心理问题不仅会影响患者的生活质量，还可能进一步加重心脏疾病的发展，形成恶性循环。

长期的睡眠障碍，尤其是失眠，可能对心血管系统产生不良影响。睡眠不足会导致交感神经活性增加，使血压升高、心率加快，进而增加心脏负担。同时，睡眠不足还会影响机体免疫功能，增加心血管疾病的风险。

1. 失眠增加心血管疾病的风险 许多流行病学的研究都显示，如果一个人有失眠或者睡眠质量差的问题，那么他患上心血管疾病的风险会显著增加。例如，荷兰的一项研究发现，与睡眠好的人相比，睡眠差的人患心血管疾病的风险增加了63%，而患冠心病的风险更是增加了79%。另一项研究也发现，急性冠状动脉综合征患者中，大约有37%的人同时患有中度或重度的失眠，这个比例是普通人群的四倍。

2. 失眠如何增加心血管疾病风险　一项来自哥伦比亚大学的研究显示，与充足睡眠相比，睡眠限制后的内皮氧化应激水平增加了78%。连续6周每天少睡1.5小时，明显损害了内皮氧化应激的清除能力。随着时间的推移，内皮氧化应激的不断积累又会增加心血管疾病风险。同时，睡眠限制还会扰乱参与者生长激素的脉冲和释放，即睡眠限制削弱生长激素的释放，导致抗氧化反应的减弱、血管内皮细胞的炎症和功能失调，是心血管疾病发展早期的现象。因此，较长时间的睡眠不足会导致心脏疾病风险的提升。

失眠患者的交感神经会变得过于活跃，这会导致下丘脑—垂体—肾上腺素轴的紊乱，且伴随炎症因子的参与。这些因素共同作用，可能使冠心病患者的血压升高和心率加速，以及促进血小板聚集和血液黏稠度的增加。此外，失眠还可能降低心室颤动的阈值，使动脉粥样硬化斑块的稳定性降低，从而增加心血管事件发生的概率。

有研究显示，交感神经活动的暂时性增强可能是导致猝死的关键因素之一。这类失眠患者的血浆内皮素水平会显著升高，这可能会引发一系列恶性循环：内皮素释放的增多会损害靶器官，进而导致血压昼夜节律的消失，从而进一步加剧内皮素的释放，形成恶性循环。因此，失眠患者，尤其是那些已经患有冠心病的人，需要及时调整和治疗失眠，以降低心血管事件的风险。

3. 失眠与心理问题　目前科学研究已经证实，心理与心脏之间存在紧密的联系。研究显示，承受精神压力的人比没有精神压力的人患心肌缺血的风险高出两倍。对于患有抑郁症且有心肌梗死、心绞痛病史或是进行过冠状动脉搭桥术的患者来说，他们的死亡率比没有抑郁症的患者高出2～3倍。

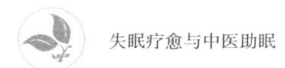

另外，失眠与焦虑、抑郁等心理问题之间存在高度的相关性。根据研究，失眠会使抑郁的发病风险增加2.2～5.3倍，并且失眠可能是抑郁的前兆或加重因素。这意味着失眠在影响患者心理状态的同时，也会间接地对心血管系统产生不良影响。对于心血管病患者来说，失眠和心理问题都是一种应激源，当这两种应激同时存在时，更容易导致病情恶化。

除此之外，焦虑、抑郁等心理问题还可能引发一系列生理反应，如心率加快、血压升高、系统血管阻力增加、儿茶酚胺释放以及冠状动脉血管舒缩反应，这些都会进一步加剧心血管疾病的严重程度。有临床干预研究显示，良好的睡眠对心血管疾病合并焦虑的患者具有显著的调节作用。当失眠得到有效控制时，心血管疾病合并焦虑的发病率可以降低三分之一。

可见，失眠与"双心疾病"密切相关。

三、环境因素和行为因素

（一）睡眠环境不佳

过亮的灯光、嘈杂的噪音、过度干燥或潮湿的环境、长期空气不流通的室内环境等都会影响睡眠。

褪黑素可以促成睡眠这一行为，人体褪黑素的分泌是有昼夜节律的，体内褪黑素的分泌在凌晨3点达到高峰。夜间褪黑素水平的高低直接影响睡眠质量。当光线强时，褪黑素分泌的就少；当光线减弱时，褪黑素分泌量就会增加。过亮的灯光会影响褪黑素的分泌。

（二）不良睡眠习惯

在床上看电视或使用电子产品会干扰人的睡眠。这些设备发出的光线会减少褪黑素的分泌，同时占用人们原本应该用来休息的时间，打乱人体的生物钟。

不规律的作息时间，如经常熬夜，也会对人的睡眠产生负面影响。

（三）饮食习惯

饮食习惯对睡眠有着很大影响，饱腹感过强也会导致失眠，这是因为在睡觉时，消化系统会减慢，如果胃里还有食物，会影响睡眠。

其次，失眠与食物的关系也是一个备受关注的问题。研究表明，一些食物会对睡眠产生积极或消极的影响。例如，蛋白质是帮助身体制造褪黑素的必要成分之一。一些含有蛋白质的食物，如牛肉、鸡肉、鱼和豆类，可以帮助身体制造更多的褪黑素，从而有助于睡眠。某些维生素和矿物质也与睡眠有关。例如，镁是一种矿物质，有助于放松肌肉和神经系统。研究表明，失眠可能与镁的不足有关。含有镁的食物包括坚果、绿叶蔬菜和全麦食品。

但是，饮酒、吸烟、饮用含咖啡因和其他刺激性物质的饮料等会影响睡眠。

1. 续命咖啡 我们清醒的时候，随着身体耗能而剩下的代谢产物——腺苷会随着时间累积起来。积累的腺苷越多，人感受到的睡眠压力就会越大，就会越来越困。当人终于睡觉了，大脑就会把腺苷清理掉，如果没有清理完全，第二天就会没精神。

咖啡因，作为咖啡的主要成分，其化学结构与腺苷相似，因此有能力与腺苷受体结合，但并不具备腺苷的生理功能。当咖啡因进入体内，它与腺苷形成竞争关系，阻碍腺苷与受体结合，从而影响中枢神经系统。这一过程导致神经递质释放增加、运动单元发射率提升，以及疼痛抑制。因此，人们在摄入咖啡因后，能够在较长时间内保持清醒，减少疲劳感，这是因为咖啡因占据了腺苷的位置，削弱了腺苷对神经元活动的抑制作用。

腺苷受体不仅存在于大脑中，也分布在其他器官如肾脏中。当咖啡因阻断肾脏中的腺苷受体时，会抑制近端肾小管的重吸收功能，导致人体需要更频繁地排尿。

此外，咖啡因还能提高大脑对多巴胺的接收能力。多巴胺是一种神经递质，能够引发大脑的愉悦感，因此，饮用咖啡常会使人感到心情愉悦。

然而咖啡因的半衰期大约有 5 小时，因人而异，有些人可能需要更多的时间去代谢掉咖啡因，所以调整咖啡摄入时间很重要。同时，过量的咖啡因不光影响睡眠时长，还会影响睡眠质量。

研究还显示，尽管咖啡因在短期内能提升人的清醒度和警觉性，但长期过度使用或突然停止摄入可能导致腺苷受体与咖啡因的结合力失衡。当腺苷的作用超过咖啡因的抑制效果时，人们可能会体验到嗜睡、头痛、疲惫、注意力不集中和情绪低落等症状。这也是部分人在持续饮用咖啡后反而感到更加困倦的原因之一。

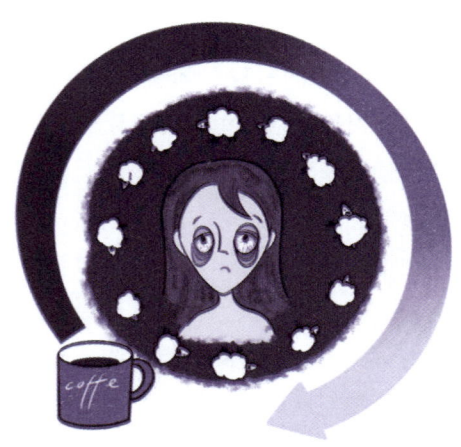

咖啡因可加重失眠

2. 酒精 许多人错误地认为睡前饮酒可以放松身心、更快地入睡，甚至可能延长睡眠时间。然而，事实上，饮酒对睡眠的影响并非如此。以下是酒精对睡眠的四个主要影响。

（1）**破坏睡眠质量**：尽管酒精可能在初期帮助人更快地入睡，但它实际上会破坏睡眠质量。人们饮酒后，可能会在夜间多次醒来，导致睡眠的深度和连续性受到干扰。

（2）**打断睡眠周期**：酒精还会刺激人的膀胱，导致频繁的夜间尿意。这会让人在睡眠周期中多次醒来，睡眠被打断，从而降低其进入深度睡眠的能力。

（3）**加剧呼吸问题**：酒精会抑制呼吸系统，这可能导致呼吸问题加重。例如，我们可能会打鼾、频繁醒来，甚至可能出现睡眠呼吸暂停等问题。

（4）**中枢神经系统反弹**：酒精是一种中枢神经系统抑制剂，但随着酒精在体内的消退，中枢神经系统会出现反弹激活。这可能导致我们在后半夜更容易醒来，影响睡眠质量。

（四）运动不足

现代人的生活节奏快速，工作、学习和社交活动占据了大部分时间，而运动变得匮乏。这种缺乏运动的生活方式可能是导致失眠问题的一个潜在因素。运动在促进身体代谢和调节内分泌方面发挥着重要作用，它可以帮助我们消耗多余的能量、缓解压力和焦虑，从而改善睡眠质量。大量的研究已经证实，适度的体育锻炼对改善睡眠障碍具有显著效果。

如果我们长期缺乏运动，身体可能会变得虚弱，免疫力会下降，容易感到疲劳，入睡也会变得困难。一些研究指出，每周至少进行150分钟的中等强度运动或75分钟的高强度运动，才能够显著提高我们的睡眠质量。然而，运动强度和持续时间需要根据每个人的身体状况和能力进行调整。此外,为了确保良好的睡眠,我们应该避免在临近睡眠时进行剧烈运动。

除了有氧运动,一些低强度的运动,如瑜伽和普拉提,也被认为对缓解压力和焦虑,提高睡眠质量有所帮助。然而,对于某些特殊人群,如心脏病、糖尿病、关节炎患者等,他们需要在医生的指导下进行运动,以确保运动的安全性和有效性。此外,老年人和孕妇等群体的运动需求也有所不同,需要特别关注。

综上所述,适量的运动对我们的睡眠健康大有裨益。但在开始运动之前,我们应该了解自己的身体状况,并在医生的指导下制定合适的运动计划。同时,我们要注意合理安排运动时间,避免影响睡眠质量。

四、医疗与药物

药物也可能会导致失眠。许多处方药和非处方药都可能会对睡眠产生负面影响。这些药物包括某些抗抑郁药、某些抗高血压药以及某些含咖啡因的药物。

一些药物可以导致人在睡眠中醒来,或者导致人早上起床时感到疲劳和昏昏欲睡。在某些情况下,调整用药时间或更换药物也许会改善睡眠问题。

当然,药物也可以用来治疗失眠。许多药物被称为安眠药,可以帮助人们入睡和保持睡眠。这些药物通常只在医生的监督下使用,并且在短时间内使用,因为长期使用可能会造成药物依赖和药物滥用。

同时，药物治疗也需要注意副作用和依赖性问题。一些治疗失眠的药物，特别是苯二氮䓬类药物，可能会导致严重的副作用，如精神错乱、幻觉和失忆等。此外，长期使用这些药物可能会导致药物依赖性和戒断综合征，使患者在停药时出现头痛、恶心、焦虑和失眠等症状。

因此，医生应该在确定药物治疗的必要性和剂量时进行全面的评估和监测。对于那些长期使用安眠药物的患者，医生应该逐渐减少药物剂量，以避免戒断综合征和其他副作用的发生。此外，患者应该定期进行复诊，以确保药物治疗的有效性和安全性。

总之，医疗和药物因素是失眠的常见原因之一。尽管药物治疗可以缓解失眠症状，但它们可能存在副作用和依赖性问题。因此，患者和医生应该在治疗方案上进行全面的评估和监测，并采取措施来减少药物的使用和剂量。

第四章

失眠自测和自我疗愈

第四章 失眠自测和自我疗愈

失眠不是一种疾病,而是一种症状,可能与多种健康问题有关,例如情绪问题、生活方式或药物使用等。失眠更是一种主观的感受。每个人的睡眠需求不同,失眠与否,更应该从个人的感受来评估,就像笔者前面所讲的那样,不能单纯从睡眠时长来计算。我们可以通过失眠诊断——阿森斯失眠量表(Athens Insomnia Scale, AIS 量表,表4-1)来对自己的睡眠进行一个了解。

表 4-1 AIS 量表

(说明:该量表旨在记录您可能遇到的任何睡眠困难的评估。如果在过去的 1 个月内以下问题一周内出现三次,需要自我评测)

问题	选项			
1. 入睡时间(关灯后入睡所需的时间)	□0 没问题	□1 轻微延迟	□2 明显延迟	□3 严重延迟或根本没有睡觉
2. 夜间苏醒	□0 没问题	□1 轻微影响	□2 显著影响	□3 严重影响或根本没有睡觉
3. 比预期的时间早醒	□0 没问题	□1 轻微提前	□2 明显早醒	□3 严重早醒或根本没有睡觉
4. 总睡眠时间	□0 已足够	□1 轻微不足	□2 显著不足	□3 严重不足或根本没有睡觉
5. 整体睡眠质量(无论您睡了多长时间)	□0 很满意	□1 轻微不满	□2 显著不满	□3 严重不满或根本没有睡觉
6. 白天情绪	□0 还不错	□1 轻微低落	□2 显著低落	□3 严重低落

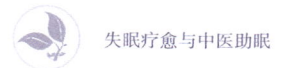 失眠疗愈与中医助眠

续 表

问 题	选 项			
7.白天身体功能（体力或精神：如记忆力、认知能力和注意力等）	□0 足够	□1 轻微影响	□2 显著影响	□3 严重影响
8.白天嗜睡程度	□0 没有嗜睡	□1 轻度嗜睡	□2 显著嗜睡	□3 严重嗜睡

注：

AIS 总评分＜4 分，为无睡眠障碍；AIS 总评分 4～6 分，为潜在性失眠；AIS 总评分＞6 分，为失眠。

当我们了解了自己的睡眠问题，可以通过改善睡眠卫生等方式去调整。但当我们患有重度失眠问题，或者伴有"不宁腿综合征""睡眠暂停综合征"等，解决睡眠问题则往往需要及时就诊。通过医生的询问、身体检查和可能的睡眠监测来诊断失眠。医生将通过评估睡眠历史、症状和可能的影响因素，例如精神压力、医学疾病、药物使用和睡眠环境，还可能会建议使用睡眠日志来记录睡眠情况，从而更好地诊断和治疗失眠。

一、今天开始注重睡眠卫生

阅读至此，我们应该已经对失眠有了一些基础的认识。那么，面对失眠问题，我们应该如何采取行动以改善睡眠质量并实现自我调整

第四章 失眠自测和自我疗愈

呢?我们可能听说过"手卫生"这个概念,那么"睡眠卫生"又是什么呢?

简而言之,睡眠卫生就是培养一系列有益于睡眠的良好习惯。通过遵循这些习惯,我们可以为自己创造一个更加有利于入睡和保持良好睡眠的环境。接下来,我们将深入探讨如何通过改善睡眠卫生来实现自我疗愈。

(一)改善睡眠环境

优化卧室环境,降低外部干扰,对提升睡眠质量至关重要。这些干扰主要源于噪音、光线以及刺激性气味。确保卧室保持安静,避免摆放可能引起思考的物品,是优化环境的第一步。

1. 控制光线

(1)**遮光窗帘**:选择遮光效果好的窗帘,确保在夜间或白天需要休息时,室内光线能够被有效阻挡,创造一个接近完全黑暗的环境。

(2)**柔和夜灯**:如果需要在夜间起床,可以使用柔和的夜灯或地灯,避免强烈的光线刺激眼睛和大脑。

(3)**减少电子设备使用**:晚上尽量避免使用电视、手机、平板电脑等电子设备,因为它们会发出蓝光,抑制褪黑素的产生,影响睡眠。

2. 控制噪音

(1)**隔音材料**:在窗户、墙壁或天花板使用隔音材料,减少外界噪音的干扰。

(2)**白噪音机**:使用白噪音机或播放自然声音(如雨声、海浪声)来掩盖无法避免的噪音,帮助放松和入睡。

(3)**保持安静**:在睡前和睡眠过程中,尽量保持室内安静,避免大声交谈、音乐或电视声音过大。

3. 调节温度

(1)**适宜温度**:保持室内温度在舒适的范围内,一般建议在

16～20℃。过冷或过热都会影响睡眠质量。

（2）床上用品：选择透气性好、保暖适宜的床上用品，如被子、枕头和床垫。根据个人偏好调整被子的厚度和材质。

4. 布置舒适的睡眠空间

（1）床和床垫：选择一张舒适、稳固的床和符合人体工学的床垫，以确保身体得到良好的支撑和放松。

（2）枕头：根据个人睡眠姿势和喜好选择合适的枕头，以保持颈部和头部的舒适。

（3）卧室装饰：卧室的装饰应简洁、温馨，避免过于刺眼或复杂的图案。可以选择柔和的色调和舒适的家具来营造放松的氛围。

（4）香薰疗法：使用薰衣草等有助于放松的香薰精油，通过扩香器散发到室内，帮助缓解压力和焦虑，避免使用过于芳香的香薰。

5. 减少干扰因素

（1）整理床铺：保持床铺整洁，避免杂乱无章的物品干扰睡眠。

（2）限制卧室用途：尽量将卧室仅用于睡眠和休息，避免在卧室进行工作、学习或娱乐等活动。

（3）宠物管理：如果宠物在卧室内，要确保它们不会打扰到你的睡眠。可以考虑将宠物安排在卧室外或其他房间。

（4）保持适宜的室内环境，有助于人们更快地进入深度睡眠，享受更健康的睡眠体验。

（二）拥有自己的睡眠生物钟

维持稳定的作息习惯，每天确保在相同的时间点起床和就寝，即使在周末或假期想要多赖床，也要尽量将时间控制在不晚于平常起床时间后1个小时。同时，务必避免过度熬夜，这对健康至关重要。

在白天，尽量避免午睡。但如果确实感到疲劳需要休息，建议在下午3点之前进行短暂的午休，并且睡眠时长不应超过30分钟，以防止影响夜间的睡眠质量。这样的生活习惯有助于调整生物钟,保持健康的作息规律。

(三)允许自己"睡不着"

有一种常见的失眠原因,那就是对无法入睡的恐惧。如果我们发现自己躺在床上却无法入眠,那么请不要硬逼自己去尝试入眠。重要的是,我们要明白床的功能主要是供我们休息和睡觉。如果我们发现自己躺在床上却无法入眠,那么建议您果断地起床,离开卧室,去做一些轻松的活动,例如听一些轻柔的音乐或者阅读一些书籍。这样可以帮助您放松身心,缓解失眠的困扰。记住,有时候,离开床铺反而能够帮助您更好地入睡。

(四)注意饮食习惯

1. 合理安排咖啡因摄入　避免辛辣刺激性食物,同时避免喝咖啡和浓茶,以免大脑的神经受到刺激,导致神经兴奋。每个人对咖啡因的敏感度不同,我们可以慢慢摸索,找到适合自己的咖啡杯数。当然,因为咖啡因的半衰期,所以最好在下午 3 点之前停止摄入咖啡因。

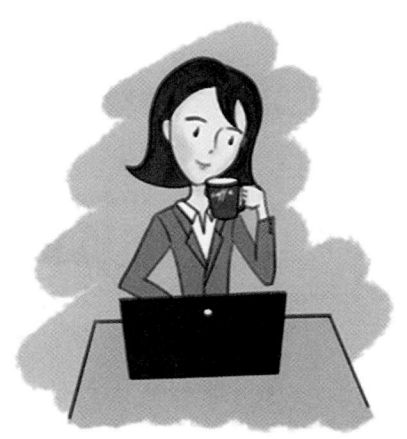

合理安排摄入咖啡因

2. 避免在接近睡眠的时间喝酒　就像前面所讲的，酒精虽然可以帮助人放松并快速入睡，但它也会干扰深度睡眠和快速动眼期睡眠，并增加夜间醒来的次数。酒精还会影响呼吸系统和内分泌系统，导致打鼾、呼吸暂停和激素失衡。因此，最好在睡前3小时以内避免喝酒。

3. 夜间避免吸烟　烟草中的尼古丁是一种神经系统的兴奋剂，会干扰睡眠，所以，避免在夜间抽烟。对于深受失眠困扰的吸烟患者而言，或许可以先从戒烟开始。

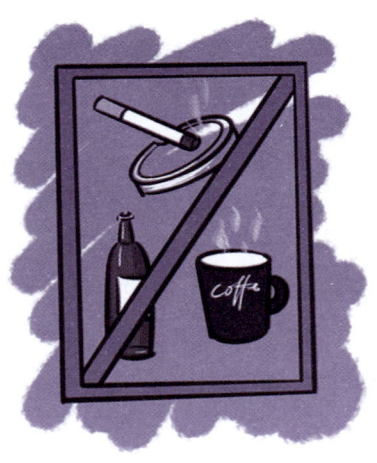

失眠应适时拒绝烟、酒、咖啡等

4. 夜间减少甜食和糖的摄入　摄入过多的糖会提高血糖水平，从而刺激身体产生能量和活力，这可能会让人难以入睡或保持稳定的睡眠，糖还会影响大脑中的多巴胺水平，导致情绪波动和焦虑。所以，最好在晚上或临近睡觉时避免吃过多的甜食或含糖饮料。

5. 适当摄入助眠的食物　有些食物含有能够促进睡眠的营养素，例如褪黑素、色氨酸、镁、钙和维生素B_6。这些营养素可以帮助调节大脑中的神经递质和激素水平，从而影响睡眠周期和质量。例如：① 每天在睡前吃两个猕猴桃可以提高睡眠效率和总时长。

② 每天喝两杯酸樱桃汁可以增加褪黑素水平和睡眠时间。③ 牛奶和麦芽奶都含有色氨酸和钙，可以促进大脑产生血清素和褪黑素。④ 肉类富含色氨酸和维生素 B_6，可以帮助合成血清素和褪黑素。⑤ 坚果（如杏仁、核桃仁）含有镁和钙，可以放松肌肉和神经系统，并调节生物钟。

6. 保持规律和平衡的饮食 规律和平衡的饮食可以提供身体所需的营养素，并维持稳定的血糖水平和能量水平，帮助人们保持良好的心理状态和生理状态，促进健康的生物钟节律。过量或过少地进食都可能对人们的睡眠造成不利影响，我们应当避免暴饮暴食或空腹上床。

（五）规律的体育锻炼

锻炼身体是改善睡眠的有效方式。通过多种机制，如降低交感神经活性和促肾上腺激素释放，减轻焦虑抑郁情绪，减少失眠的诱发和维持因素，从而达到治疗失眠的目的。此外，锻炼还能降低食欲素浓

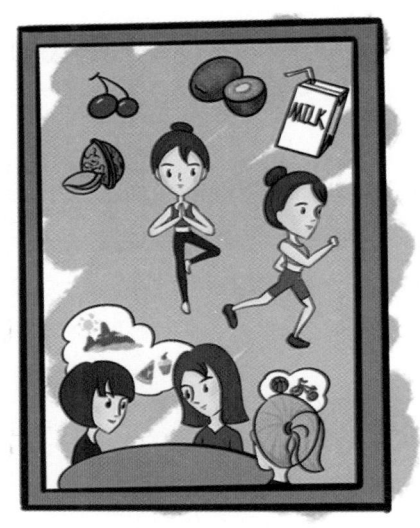

保持健康饮食和锻炼习惯

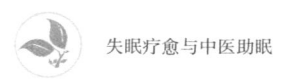

度,使身体觉醒水平降低,促进睡眠,改善失眠症状。运动还能影响神经递质,如增加大脑内 5-羟色胺浓度,从而改善睡眠质量。同时,运动还能增强免疫功能,改变身体炎症和免疫因子,通过调节免疫功能来进一步改善睡眠。

如果我们想通过锻炼来改善失眠,以下是一些建议。

(1)**选择合适的锻炼时间和锻炼方式**:每天至少进行 30 分钟的中等强度锻炼,或者每周至少进行 150 分钟的中等强度锻炼或 75 分钟的高强度锻炼。无论是有氧运动(如跑步、游泳、骑自行车)还是抗阻力运动(如举重),都能对改善睡眠有所帮助。尽量避免在睡前进行剧烈运动,因为这可能会使身体过于兴奋,影响入睡。建议在傍晚或晚餐后进行锻炼。

1)中等强度锻炼时,心率通常达到最大心率的 60%~70%。最大心率可以通过"220 减去年龄"的公式估算。运动时能够感受到心跳和呼吸的加快,但仍然能够保持正常的谈话,不会感到过于吃力。可选择的锻炼项目如下。

快走:以每小时 5~6 千米的速度行走,持续 30~60 分钟。

慢跑:以较慢的速度跑步,每小时跑 7~9 千米,持续 20~40 分钟。

骑自行车:在平坦或略带坡度的路面上以中等速度骑行,持续 30~60 分钟。

游泳:以每分钟 25~40 米的速度游泳,持续 20~45 分钟。

跳舞:如交谊舞、健身操等,根据舞蹈的激烈程度可归为中等强度。

家务劳动:如拖地、擦窗户等,持续一定时间也能达到中等强度的锻炼效果。

2)高等强度锻炼时,心率通常达到最大心率的 70%~85% 或以上。运动时呼吸急促,几乎无法维持正常谈话,感觉非常吃力。可选择的锻炼项目如下。

快跑：以较快的速度跑步，每小时跑 10 千米以上，持续较短时间如 10～30 分钟。

冲刺训练：短距离的全力冲刺，如田径训练中的 100 米、200 米冲刺。

高强度间歇训练（HIIT）：通过交替进行短时间的高强度运动和短暂的休息来快速提高心率和燃烧脂肪。

力量训练：如举重、深蹲、俯卧撑等，通过增加肌肉负荷来提升肌肉力量和耐力。

竞技性体育运动：如篮球、足球等，比赛中的高强度跑动、跳跃和对抗都属于高等强度锻炼。

进行体育锻炼时注意事项如下。

- 在进行中等和高等强度锻炼时，都需要做好热身和拉伸运动，以减少受伤的风险。
- 根据个人身体状况和运动经验选择适合的锻炼强度和时间。
- 遵循循序渐进的原则，逐渐增加锻炼强度和时间。
- 保持饮食均衡，确保摄入足够的营养以支持运动需求。
- 在锻炼过程中注意补充水分，以防脱水。
- 如果在锻炼过程中出现不适或疼痛，应立即停止锻炼并寻求医疗帮助。

（2）跟踪锻炼和睡眠情况：记录我们的锻炼时间、类型、强度以及睡眠情况（表 4-2），有助于我们了解锻炼是否对自己的睡眠产生了积极的影响，从而调整锻炼计划。

表4-2 锻炼和睡眠日志

日期与时间	锻炼时长	锻炼方式	入睡时间	起床时间	睡眠时长	睡眠质量	梦境记录	白天状态	备注

填写说明:

(1) **日期与时间**:记录当天日期及填写日志的时间。
(2) **锻炼时长**:记录锻炼时间及时长。
(3) **锻炼方式**:记录锻炼的方式,如游泳、跑步等。
(4) **入睡时间**:记录当天入睡的具体时间。
(5) **起床时间**:记录当天早晨起床的时间。
(6) **睡眠时长(小时)**:计算并记录从入睡到起床的总时长。
(7) **睡眠质量(1~10分)**:根据个人感受,为当晚的睡眠质量打分,10分为最佳。
(8) **梦境记录**:简要描述当晚的梦境内容。
(9) **白天状态**:描述当天的精神状态,如精力充沛、疲惫等。
(10) **备注**:记录其他与睡眠相关的事项或需要注意的信息,包括服用安眠药情况和咖啡因摄入情况。
建议每天填写,以便跟踪和分析自己的睡眠情况,从而调整生活习惯,提高睡眠质量。

(六)不要把焦虑带到卧室和床上

如果我们处在焦虑状态,可以通过以下方式去缓解。

1. 放松身体 尝试进行渐进性肌肉放松练习或瑜伽等身体放松方法,可以帮助我们放松身体并减轻压力和焦虑。适当的锻炼也可以帮助释放内啡肽等化学物质,这些化学物质可以帮助减轻压力和焦虑,并促进放松。

2. 冥想和深呼吸 冥想和深呼吸可以帮助我们放松身心,减轻压力和焦虑。我们可以尝试每天花几分钟时间进行冥想或深呼吸练习。

3. 保持良好的生活习惯　保持良好的生活习惯，如定时睡觉和起床、保持健康饮食、适量锻炼身体、避免摄入咖啡因和酒精等，都可以帮助我们减轻压力和焦虑。

4. 与他人交流　与家人、朋友或专业人士交流自己的感受和忧虑，可以帮助我们释放压力并获得支持。

此外，在处理焦虑情绪时候，请注意以下几点。

（1）认识到压力和焦虑是正常的。每个人都会经历压力和焦虑，并且这些情绪有时甚至是有益的。认识到这一点可以帮助我们更好地应对这些情绪。

（2）学习管理自己的思维方式。学习认知行为技巧，如挑战消极思维、转移注意力等，可以帮助我们更好地管理自己的思维方式，并减轻压力和焦虑。

（3）寻求专业帮助。如果我们觉得自己无法应对压力或焦虑，请寻求专业帮助。

二、认识心理行为治疗——认知行为疗法

"我近期失眠，调整了饮食，也运动了，甚至戒掉了咖啡和酒，换了窗帘和床具，可是我还是失眠，我可能只能去服用安眠药来改善我的失眠了。再睡不着，我快完了。"那真的是这样吗？其实不然，心理行为治疗可以帮助我们改善睡眠。它被广泛应用于治疗抑郁症、焦虑症、强迫症等精神障碍，对失眠治疗也有显著疗效。

认知行为疗法（cognitive behavioral therapy, CBT）是一种经过科

学验证的心理治疗技术，它有助于我们改变那些可能导致睡眠问题的负面思考模式。通过调整我们的认知，CBT 可以帮助我们打破"焦虑—失眠—焦虑"的恶性循环，并引导我们建立更健康、更积极的睡眠习惯。

如果我们发现自己在床上辗转反侧，难以入眠，那么 CBT 可能会是一个很好的选择。然而，CBT 并非万能的。如果我们的失眠问题是由其他身体疾病，如睡眠呼吸暂停综合征等引起的，那么 CBT 无法单独解决此问题。在这种情况下，寻求专业的医疗建议是非常重要的，医生可以根据个人的具体情况，为我们制定最适合的治疗方案。

总的来说，CBT 是一种强大的工具，可以帮助许多人改善他们的睡眠问题。但是，它并不能解决所有的失眠问题。因此，理解自己的睡眠问题，找到最适合自己的解决方案，这是我们在追求良好睡眠的道路上需要做的。

CBT 的核心技术包括认知重构、睡眠限制疗法、睡前行为治疗、放松练习等。

（1）**认知重构**：改变对睡眠的错误看法，如过度担心失眠、认为自己无法入睡等。教失眠人群如何通过积极、合理的思维方式来改善他们的情感和行为，从而提高其睡眠质量。

例如：① 识别对睡眠的错误看法，"我今天 11 点必须睡着，再睡不着我就完了"。② 质疑这些错误想法，"我有没有无意识放大了对失眠的焦虑呢"，"这样会不会反而适得其反呢"？③ 改变对睡眠的错误看法，"把注意力从失眠焦虑转移开，不再强行要求自己入睡"，"相信，失眠没什么大不了的，失眠不会影响第二天会议上的表现，睡眠不会让我们的社交成问题"。减少不必要的担忧，接受自己的睡眠问题，尽量去改善，按照我们自己的节奏去生活。

（2）**睡眠限制疗法**：睡眠限制疗法就是调整我们的睡眠时间。这个方法的重点是减少无用的卧床时间，例如进入睡眠之前的入睡时间及间歇觉醒时间等。就像本书前面所讲的那样，失眠的人很容易把床和失眠焦虑联系在一起，导致一上床就开始焦虑，不乏有人会觉得"沙发"比"床"更加舒服。所以，打破对床的恐惧，减少在床上"翻烤"的时间，帮助快速入眠，这个就是睡眠限制疗法的意义。

睡眠限制疗法，应当注意：第一，不要随意调整卧床时间。其实我们的"卧床时间"≠"睡眠需求"。我们为了强迫自己保证睡眠而增长无用的卧床时间，可能就会晚起，所以请不要随意调整卧床时间。第二，尽量保证"早睡早起"的作息时间，不要将熬夜作息作为我们的卧床时间。第三，重视睡眠压力，午休不得晚于3点，不能超过30分钟。

（3）睡前行为治疗：睡前行为治疗是一种通过调整失眠人群睡前行为来改善其睡眠质量的技术。如避免刺激性的活动、减少使用电子设备、避免饮用含咖啡因的饮料等。

（4）放松练习：放松练习是一种通过放松身体和心理来帮助失眠人群入睡和保持睡眠的技术。我们可以通过如深呼吸、渐进性肌肉松弛、冥想等训练达到放松。

三、让我镇静一会，开一瓶安眠药吧

我们可能饱受慢性失眠带来的痛苦，所以我们在寻求医生帮助的路上会说："开点安眠药给我吧，让我拥有一个好觉。"那让我们简单地了解下接下来可能会服用的安眠药物吧。目前临床上治疗失眠的药物，主要有苯二氮䓬类药物（benzodiazepine drugs, BZDs）、非苯二氮草类药物（nonbenzodiazepine drugs, non-BZDs）、褪黑素受体激动剂、具有镇静作用的抗抑郁药、食欲素受体拮抗剂、抗精神类药物，例如喹硫平和奥氮平等。普通褪黑素虽然具有催眠作用，但是现有的临床研究数据很有限，不宜作为治疗失眠的常规药物。

目前常用的主要是 BZDs 和 non-BZDs，BZDs 代表药物有艾司唑仑、阿普唑仑、地西泮、劳拉西泮、氯硝西泮等，而 non-BZDs 代表药物有唑吡坦、佐匹克隆、右佐匹克隆和扎来普隆。non-BZDs 相比 BZDs，起效更快，可诱发睡眠，同样可以改善入睡困难和睡眠持续困难，半衰期较短，所以日间困倦的症状较 BZDs 出现的少，药物依赖的风险相对较低，但是停药后可能会出现反弹。虽然部分 BZDs 药物除了改善睡眠，同时可以缓解焦虑，但是服用 BZDs 第二天可能会出现日间犯困、头晕、肌张力减低，长期服用会出现认知减退、记忆力减退，且突然停药会出现戒断现象和反跳，所以目前临床使用 non-BZDs 会较多。但也需注意，non-BZDs 起效快，老年人在服用 non-BZDs 后去活动，或者半夜如厕等，容易摔倒。

（一）常见的安眠药有哪些

下面我们来了解一下常见的治疗失眠的药物（表 4-3）。

表 4-3 治疗失眠常用药

药物名称	药物达到峰值时间（小时）	半衰期（小时）	作用	常见的不良反应
苯二氮䓬类				
艾司唑仑	3.0	10.0～24.0	用于睡眠不实、容易醒的人群，抗焦虑	味觉异常、嗜睡、头昏；可能存在驾车梦游等睡眠综合征行为；突然停药可能出现撤药症状，表现为激动或忧郁

续 表

药物名称	药物达到峰值时间（小时）	半衰期（小时）	作用	常见的不良反应
阿普唑仑	1.0～2.0	12.0～15.0	抗焦虑、抗抑郁、镇静和催眠	嗜睡、头昏；撤药症状
地西泮	0.5～2.0	20.0～70.0	抗焦虑、抗抑郁、镇静和催眠	嗜睡、头昏、乏力和低血压
劳拉西泮	≤2.0	12.0～18.0	抗焦虑	嗜睡、头昏、乏力、步态不稳，依赖性
非苯二氮䓬类				
唑吡坦	0.5～3.0	0.7～3.5	缩短入睡时间，减少夜间醒来的次数，增加总的睡眠持续时间并改善睡眠质量	梦游症和相关行为，可能对事件失忆；耐药性和依赖性、撤药后反跳
佐匹克隆	1.5～2.0	≤5.0	速效催眠药，延长睡眠时间，提高睡眠质量，减少觉醒和早醒次数	长期应用可导致依赖性，突然停药可出现戒断症状
右佐匹克隆	≤1.0	≤6	同样为速效催眠药	相比佐匹克隆，起效更快，安全性高，但易受食物影响
扎来普隆	≤1.0	≤1.0	入睡困难	延长睡眠时间差，不能减少睡眠中的清醒次数
具有催眠作用的抗抑郁药				
阿米替林	2.0～5.0	10.0～100.0	缩短入睡潜伏期，减少睡眠觉醒，增加睡眠时间，提高睡眠效率	口干，心率加快，排尿困难
曲唑酮	1.0～2.0	3.0～14.0	改善入睡困难，增加睡眠连续性，改善睡眠结构	体位性低血压
米氮平	0.25～2.0	20.0～40.0	适合睡眠浅和早醒者	体重和代谢问题

（二）使用药物治疗失眠的风险

虽然药物治疗失眠能够在一定程度上缓解失眠症状，但是使用药物治疗失眠也存在着一些潜在的风险。主要包括：

（1）**上瘾和依赖性**：药物治疗失眠会增加失眠人群对药物的依赖性，长期使用药物可能会导致上瘾。

（2）**睡眠品质下降**：药物治疗失眠虽然能够促进入睡，但是它们也可能会导致失眠人群睡眠质量下降，如深度睡眠减少、梦魇增加等。药物治疗失眠可能会引起一些副作用，如头痛、头晕、乏力、注意力不集中等。

（3）**安全隐患**：药物治疗失眠可能会影响失眠人群的反应能力和警觉性，从而增加意外事故的风险，特别注意，服用安眠药物之后，不能开车。安眠药物不能和酒一起服用。

（4）**药物相互作用**：药物治疗失眠可能会与其他药物相互作用，从而导致副作用加重或药物失效。

综上所述，在使用药物治疗失眠时，应该在医生的指导下进行，并且在治疗期间定期进行随访，以保证治疗效果和安全。

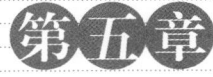

中医治疗失眠

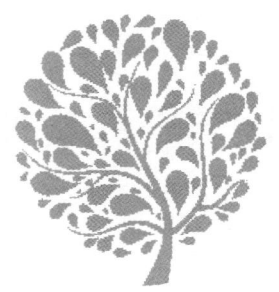

第五章 中医治疗失眠

一、中医对失眠的认识

失眠，在西医中被视作一种常见的睡眠障碍，通常通过药物和行为疗法来减轻症状。然而，在中医的理论体系中，失眠被视为是身体内部能量失衡的一种表现，可能是由身体内部各系统的功能紊乱所引发的。接下来，我们将深入探讨中医对失眠的独特见解。

中医认为，睡眠与我们的五脏六腑、经络气血以及神志活动紧密相连。五脏六腑，包括心、肝、脾、肺、肾五脏，以及心包、胆、胃、大肠、小肠、膀胱六腑，它们各自承担着不同的生理功能，共同维持着人体的正常运转。只有当这些器官协同工作，我们的身体才能保持健康。

经络气血，是我们身体内部能量的流动通道，包括经脉、络脉以及气血等要素。这些系统的协调运作，保证了身体能量的动态平衡和顺畅流动。而神志活动，则涵盖了我们的思考、情感、行为和反应等心理过程，它们之间的和谐共处，对维护身心健康至关重要。

在中医的理论中，无论是五脏六腑的功能失调，还是经络气血的失衡，抑或是神志活动的紊乱，都可能成为引发失眠的潜在原因。因此，中医在治疗失眠时，不仅关注症状的缓解，更注重调整身体内部的能量平衡，以达到根治的效果。

《黄帝内经》将失眠称作"不得眠""不得卧"或"目不瞑"，而《难经》则称为"不寐"。按照中医理论，失眠是由于邪气侵入脏腑，卫气在阳分运行而无法进入阴分所导致的。《灵枢·邪客》篇指出，营气负责分泌津液、注入血脉、化为血液以滋养四肢百骸和内脏；而卫气则是一种快速而持续在四肢、肌肉、皮肤之间流动的气，它在白天行于阳分，夜晚行于阴分。当邪气侵入五脏六腑时，卫气只能守护在身体外部，行于阳分，无法进入阴分。此为阳盛阴虚的状态而导致的失眠。《灵枢·大惑论》进一步解释，卫气白天行于阳分，夜晚行于阴分，阳气耗尽则入睡，阴气耗尽则醒来。如果卫气无法进入阴分，一直停留在阳分，就会导致阳气过盛，阴气虚弱，从而引发失眠。

卫气和营血的正常运行以及阳入于阴的生理机制是维持人体睡眠与觉醒的基础。任何影响营卫、阴阳平衡的因素都可能导致失眠。《景岳全书·不寐》篇认为，失眠的病因主要在于邪气扰动和营气不足，治疗时应区分虚实。清代医家林珮琴在《类证治裁·不寐》中指出，失眠的病机在于阴阳不交。

失眠的主要诱因在于情志改变和精神刺激。其他诱因包括饮食不规律、过度劳累、年老体弱等因素。在疾病的发展过程中，心脏是最主要的受损器官，同时也涉及肝胆、脾胃、肾等脏腑的功能失调。

情志失常、情志不遂、暴怒伤肝等情绪因素，可能导致肝气郁结、肝郁化火，从而扰动心神，使得心神不安，最终引发失眠。同样，五志过极、心火内炽也会扰动心神，导致失眠。过度嬉笑、心神激动、神魂不安等情绪状态，也可能引发失眠。突然遭受惊恐，导致心虚胆怯、神魂不安，使得夜不能寐，甚至多梦、易惊醒。

饮食不规律，如暴饮暴食、过食辛辣等，可能损伤脾胃，酿生痰热，阻遏中焦。痰热上扰、胃气失和，进而导致失眠。过度劳累、过度思虑会耗伤阴血，使心脏失去滋养，从而导致失眠。病后体虚、久病年老，心血不足，心神失养，也会出现失眠症状。

年迈体虚、阴阳俱虚也会导致失眠。此外，长期过度劳损导致的阴虚虚劳，肾阴亏耗，无法上济心火，使得心肾不交，同样会引发失眠。

第五章 中医治疗失眠

所以中医学将失眠分为多种类型，例如心脾两虚型失眠、痰火内扰型失眠、肝火扰心型失眠、心胆气虚型失眠以及心肾不交型失眠等。每种类型的失眠都有着不同的病因和病机，因此需要有针对性地进行治疗。例如，心脾两虚型失眠可以补益心脾、养血安神；痰火内扰型失眠可以清化痰热、宁心安神；心肾不交型失眠可以滋阴降火、交通心肾；肝火扰心型失眠可以疏肝泻火、镇心安神；心胆气虚型失眠，可以益气养心、镇静安神。

二、中医治疗失眠的方法

失眠是许多人都可能遇到的问题，而中医治疗失眠的方法多种多样，包括中药处方、中成药、药膳、食疗、药茶、针灸、拔罐、刮痧、中药熏洗以及推拿按摩、传统功法调理、运动疗法和冥想等。这些方法都是基于中医理论，通过调整人体内部的能量平衡来达到治疗失眠的目的。

其中，中国睡眠研究会中医专委会提出的"9+1组方治失眠"是一种非常有效的治疗方法。此方法中的"9"指的是以穴疗为特色的九种非药物疗法，包括话疗（心疗）、食疗、足疗、穴疗、气疗、音疗、色疗、香疗、动疗。这些方法都是基于中医理论，通过不同的方式来调整人体内部的能量平衡，从而改善睡眠质量。

话疗即心疗，是通过心理疏导来缓解失眠症状。在中医理论中，心理疏导是非常重要的，因为许多失眠问题都与情绪有关。

食疗则是通过合理膳食和均衡营养来改善失眠症状。中医理论认

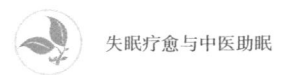

为，食物对人体内部的能量平衡有着非常重要的影响。

足疗则是通过中药足浴来促进代谢、活血化瘀，从而改善睡眠。足浴是中医常用的治疗方法之一，可以通过刺激足底穴位来达到调整人体内部能量平衡的目的。

穴疗主要采取针刺、艾灸、推拿、穴位贴敷、耳穴压丸等方法来改善睡眠。这些方法都是通过刺激人体穴位来调整经络气血，从而达到治疗失眠的效果。

气疗则是通过调整呼吸来帮助自主神经系统有序工作，从而改善失眠症状。中医理论认为，呼吸是人体内部能量交换的重要方式之一。

音疗则是通过听适合自己的音乐来改善失眠症状。音乐对人体有着非常重要的影响，可以通过调整情绪来达到改善睡眠的目的。

色疗则是通过调整房间色彩来帮助改善失眠症状。不同的颜色对人体有着不同的影响，因此选择合适的颜色可以调整人体内部的能量平衡。

香疗则是通过芳香疗法来帮助改善失眠症状。药枕是中医常用的治疗方法之一，可以通过散发芳香来帮助人体放松，从而改善睡眠质量。

动疗则是通过运动来增加睡眠压力，从而有助于睡眠。适当的运动可以帮助人体消耗能量，促进新陈代谢，从而更容易入睡。

中药调理是在非药物疗法基础上的补充。草药是中医中常用的治疗方法，通过选用具有特定功效的中草药，来调整人体内部的能量平衡，从而改善失眠症状。

总的来说，中医治疗失眠的方法多种多样，可以通过不同的方式来调整人体内部的能量平衡，从而改善睡眠质量。如果您正在经历失眠问题，不妨尝试一下中医治疗方法，或许会有意想不到的效果。

第五章 中医治疗失眠

（一）中药治疗

1. 中药的个性化治疗（辨证论治） 中药治疗失眠是中医治疗失眠的一种传统方法。中药疗法相对于安慰剂而言，显著提高了失眠患者的主观睡眠感受，且相对于苯二氮䓬类药物，中药在改善睡眠质量、入睡潜伏期、总睡眠时间和睡眠效率方面均有优势，且不影响睡眠结构。中药的治疗原则是根据中医的辨证施治，通过中药配伍进行治疗。这些中药配方仅供读者参考，具体治疗需在医生指导下进行。

❀ 清化痰热、宁心安神——痰热扰心型失眠

痰热扰心型失眠是一种因体内痰火内扰、心神不宁而引起的睡眠障碍。这种情况通常出现在那些平时饮食习惯偏向肥甘厚味、情绪容易受挫的人身上。当情绪得不到舒解，容易郁结化火，与体内的痰相结合，形成痰火互结的病理状态，进而影响心神，导致失眠。

● 案例1

王先生，50多岁，过去身体健康。然而，近半年来由于工作压力增大和饮食不规律，他逐渐出现夜间难以入睡、睡眠浅、多梦易醒等症状。白天时，他感到头脑昏沉、精神不振，并伴有口苦口干、大便干燥和小便短赤等不适感。通过观察他的舌象，发现舌质红，苔黄腻，脉弦滑数，这些都是痰热内盛的表现。

治法：清热化痰，宁心安神。

处方：黄连温胆汤加减。其中包括黄连、半夏、陈皮、茯苓、枳实、竹茹、远志、酸枣仁和甘草等中药。

患者用药7剂后，夜间睡眠明显改善，白天精神状态也有所好转。继续服用7剂后，夜间能安稳入睡，白天头目清爽，之前的口苦口干、大便秘结、小便短赤等症状也大大减轻。舌

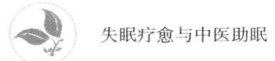

质转为淡红，苔黄腻已退，脉弦滑数也有所缓解。

[小结] 这个案例的成功治疗关键在于准确辨证和针对痰热扰心的病机采用清热化痰的治疗方法。通过选用黄连温胆汤加减，使药物与病症相符，从而取得了良好的疗效。这充分展示了中医在诊疗失眠等睡眠障碍方面的独特优势。

补益心脾、养血安神——心脾两虚型失眠

心脾两虚型失眠，由心血匮乏和脾功能减退导致的。这种情况常常出现在长时间的精神压力、思考过多、长期疾病或者慢性出血之后。这些状况都会使得心血减少、脾的统摄功能下降。主要表现为难以入睡、常常做梦、醒来后难以再次入睡、心跳加速、记忆力下降、精神疲惫、食欲不振、头晕等。面色会变得暗黄，舌苔变薄且白，脉搏也变得较弱。

● 案例2

王先生，50多岁，是一位机关干部。他已经有2年多的失眠问题了，晚上很难入睡，即使睡着了也会经常做梦并很快醒来。白天他感到非常疲惫，记忆力减退，同时还有心跳加速、食欲不振和头晕等症状。

治法：补益心脾，养血安神。

处方：归脾汤加减。包括白术、当归、白茯苓、黄芪、远志、酸枣仁、龙眼肉、木香、炙甘草、大枣。

王先生服用了7剂药后，他的睡眠有了明显的改善，晚上可以持续睡眠6小时以上，其他的症状也基本消失了。

[小结] 这个病例告诉我们，长时间的精神压力和思考过

第五章 中医治疗失眠

多可能会导致失眠。为了预防这类问题，我们在日常生活中应该注意休息和放松，避免过度劳累，并保持愉快的心情。

❀ 滋阴降火、交通心肾——心肾不交型失眠

心肾不交型失眠，是指心中的"阳火"无法下降到肾，而肾中的"阴水"也无法上升到心。这种不平衡会导致心火亢盛，肾水亏虚，从而形成失眠之症。

● 案例3

一位50多岁的女士，因为长期失眠前来就诊。她之前尝试过一些治疗失眠的药物，但效果并不理想。除了失眠多梦，她还经常感到精神不佳、注意力不集中、记忆力减退、心悸、腰膝酸软等症状。经过医生的检查，发现她的舌质红少苔，脉象细数无力，这些都是阴虚火旺的表现。

治法：滋阴降火，交通心肾。

处方：交泰丸加减。包括黄连、肉桂、酸枣仁等药物。

经过1周的治疗，该女士的失眠症状有了明显的改善。虽然仍然有些多梦，但整体来说，她的睡眠质量已经得到了很大的提升。再经过1周的治疗，她的失眠问题得到了进一步的改善，能够安稳入睡，梦境也减少了。

[小结] 心肾不交型失眠之治疗，关键在于交通心肾，调和阴阳。黄连、肉桂之交通心肾，为治疗之本。

❀ 疏肝泻火、镇心安神——肝火扰心型失眠

肝火扰心型失眠，主要是因为我们的情绪没有得到良好的调节，

导致肝失疏泄。这种情况下，体内的气会郁结并转化为火，进而干扰我们的心神，使我们难以入睡。这种失眠的症状包括心烦意乱、容易急躁和发怒、头晕目眩、口苦口干，以及小便颜色偏黄等。

● 案例4

周先生，45岁，平时性格较为急躁，容易生气。近一年来，因为工作压力增大，他常常感到心情郁闷，晚上难以入睡，即使入睡也容易做梦并醒来，醒来后难以再次入睡。他还感到头晕胀痛、眼睛发红、口苦口干、小便颜色偏黄、大便干燥。医生通过检查发现，他的舌质红，苔黄，脉弦数，这都是肝火扰心的典型表现。

治法：疏肝泻火，镇心安神。

处方：龙胆泻肝汤加减。处方中包括龙胆草、黄芩、栀子等清肝泻火的中药，泽泻、车前子等利湿清热的中药，当归、生地黄等养血柔肝的中药，柴胡疏肝解郁，生甘草调和诸药。

周先生服用了7剂中药后，他发现自己的睡眠质量有所改善，但仍然容易做梦。同时，他的头晕胀痛、目赤口苦等症状也有所减轻。医生根据他的病情进行了调整，增加了酸枣仁、夜交藤等具有更强安神作用的中药。再服用7剂后，周先生的睡眠状况明显好转，能够安稳入睡。

[小结] 对于肝火扰心型失眠，我们可以通过调节情绪、疏肝泻火、镇心安神的方法来改善睡眠质量。同时，中药在治疗这种失眠方面也有很好的效果。

❀ 益气养心、镇静安神——心胆气虚型失眠

心胆气虚型失眠，这种失眠是由于心气不足和胆气怯弱导致的。

第五章 中医治疗失眠

这类失眠的人们可能会觉得烦躁不安,难以入睡,而且即使睡着了也容易醒来。一点点小声音都可能让人惊醒,白天感觉精神恍惚,心跳加速,容易感到累。

● 案例5

李女士,40多岁,因为工作和家庭的压力,近半年来一直受到失眠的困扰。她试过很多安眠药,但效果都不好。来到医院后,医生发现她的面色苍白,精神疲惫,舌头的颜色很淡,脉搏也比较细。综合这些症状,医生诊断她是心胆气虚型失眠。

辨证:结合患者症状、舌象、脉象,诊断为心胆气虚型失眠。

治法:益气养心,镇静安神。

处方:安神定志丸加减。里面有党参、白术、茯苓等中药,用来益气健脾,还有远志、石菖蒲等用来安神定志。

李女士按照医生的建议服用了7天的药。复诊时,她告诉医生晚上睡得稍微好了一些,但还是多梦易醒。于是,医生在原来的药方基础上加了两味药,希望能更好地帮助她安神。再服用7天后,她的睡眠状况得到了进一步的改善。

[小结] 心胆气虚型失眠是由于长期的精神压力导致的。治疗时,除了补充心气和胆气,还需要调和气血,让心神安定。希望大家在面对压力时,能够及时调节,保持良好的心态和睡眠,保持身心健康。

2. 经方的应用 中医药在治疗失眠方面,除了提供个性化的中药治疗方案外,还拥有众多经过长时间验证的经典方剂。这些方剂由历代中医药专家根据丰富的临床经验总结而成,涵盖了各种失眠症状及其背后的原因。通过运用这些经典方剂,中医药能够为失眠患者提供更为全面和精准的治疗选择。

（1）黄连阿胶汤

【出处】

黄连阿胶汤源自《伤寒论》一书。书中第303条描述了它的用途："少阴病，得之二三日以上，心中烦，不得卧，黄连阿胶汤主之。"这种情况是因为少阴经的热性病变导致水液亏损，使得心肾两个脏腑之间不能正常的相互交通，从而引发烦躁和失眠的症状。

在《景岳全书·不寐》中也有类似的描述，书中说："真阴精血不足，阴阳不交，而神有不安其室耳。"这进一步说明了黄连阿胶汤对治疗因为阴虚、精血不足导致的失眠有很好的效果。

【组成】

黄连阿胶汤由黄连、阿胶、黄芩、白芍、鸡子黄五味药材组成。《本草崇原》一书中提道："黄连久服令人不忘者，水精上滋，泻心火而养神。阴中有阳，能济君火而养神也。"这说明了黄连在方剂中的主要作用是清心火，有助于调节心脏的功能。黄芩也有清热的作用，它能帮助黄连更好地清心火。阿胶和鸡子黄则能滋补肾水，帮助调节肾脏的功能，从而消除烦躁。白芍则能清热养血，有助于调和血液的营养和循环。

此外，石膏和知母能清泄内热，配合欢皮则能镇静催眠，帮助人们更好地入睡。这些药材共同作用下，能够使心肾交合、水升火降，达到清热降火、滋阴安神的效果。

【作用机制】

黄连阿胶汤能够调节神经递质平衡。失眠的发生与神经递质的代谢紊乱密切相关。黄连中的小檗碱成分能够抑制兴奋性神经递质谷氨酸的释放，而阿胶和芍药则能够促进抑制性神经递质γ-氨基丁酸的合成与释放，从而调节神经递质的平衡，改善睡眠质量。

黄连阿胶汤还具有抗氧化和抗炎作用。失眠患者往往伴随着氧化

第五章 中医治疗失眠

应激和炎症反应的增加。黄连中的黄酮类化合物和阿胶中的多肽成分具有较强的抗氧化和抗炎活性，能够清除自由基，减轻氧化应激损伤，抑制炎症反应，从而改善睡眠环境，缓解失眠症状。

此外，黄连阿胶汤还能调节内分泌系统。失眠与内分泌功能紊乱密切相关，特别是与下丘脑—垂体—肾上腺轴的功能失调有关。黄连阿胶汤中的有效成分能够通过调节相关激素的分泌与代谢，改善内分泌功能，进而促进睡眠的调节。

值得一提的是，黄连阿胶汤还能够改善血液循环。失眠患者常常伴有血液循环不畅的情况，而阿胶作为补血圣品，能够促进血液循环，改善微循环，从而缓解失眠引起的头晕、头痛等症状，提高睡眠质量。

综上所述，黄连阿胶汤治疗失眠的作用机制涉及神经递质调节、抗氧化抗炎、内分泌调节以及血液循环改善等多个方面。

【临床应用】

黄连阿胶汤在临床上广泛应用于治疗各种类型的失眠，如心火亢盛型失眠、阴虚火旺型失眠等。通过对大量病例的观察和总结，发现黄连阿胶汤能够显著改善患者的睡眠质量，提高生活质量。

【注意事项】

虽然黄连阿胶汤对治疗失眠有着显著的效果，但在使用过程中仍需注意以下几点：首先，患者应遵循医嘱，按时按量服药，不可自行增减剂量；其次，服药期间应注意饮食调理，避免食用辛辣、刺激性食物；最后，若服药后症状无明显改善或出现不良反应，应及时就医调整治疗方案。

（2）炙甘草汤

【出处】

炙甘草汤出自《伤寒论》177条："伤寒，脉结代，心动悸，炙甘草汤主之。"

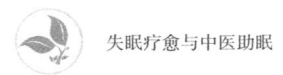

【组成】

由甘草、人参、生地黄、桂枝、阿胶、麦冬、麻仁、大枣、生姜九味药组成。甘草为君药,取其甘温之性,补中益气,调和诸药。人参、生地黄为臣药,人参大补元气,生津止渴,生地黄滋阴养血,清热除烦。桂枝、麦冬、阿胶为佐药,桂枝温通心阳,麦冬养阴清心,阿胶补血止血,润燥滑肠。麻仁、大枣、生姜为使药,麻仁润肠通便,大枣养血安神,生姜温中止呕,调和药性。诸药合用,共奏益气养血、滋阴复脉之功。

【作用机制】

炙甘草汤治疗失眠的作用机制主要体现在以下几个方面:一是调节神经递质平衡。炙甘草汤中的有效成分能够通过影响脑内神经递质如5-羟色胺、去甲肾上腺素等的合成与释放,从而调节神经系统的兴奋性,改善失眠症状。二是改善血液循环。炙甘草汤中的桂枝、生姜等成分能够扩张血管,促进血液循环,为脑部提供充足的氧气和营养物质,有助于缓解因脑部供血不足引起的失眠。三是调整免疫功能。失眠往往与机体免疫功能紊乱有关,炙甘草汤中的人参、大枣等成分能够增强机体免疫力,调节免疫平衡,从而改善失眠状态。

【临床应用】

失眠之症,多因心失所养,阴阳失调所致。炙甘草汤针对此病因,以益气养血为治则,使心血得充,心神得养,从而改善睡眠质量。同时,该方还能调和阴阳,使人体脏腑功能恢复正常,达到标本兼治的效果。

【注意事项】

要想充分发挥炙甘草汤治疗失眠的疗效,还需注意以下几点:一是要遵循医嘱,按照合适的剂量服用。二是要保持良好的作息习惯,避免熬夜、过度劳累等不良生活习惯。三是要保持心情愉悦,避免情绪波动过大。只有这样,才能使炙甘草汤发挥出最佳的治疗效果。

(3)柴胡加龙骨牡蛎汤

【出处】

柴胡加龙骨牡蛎汤出自《伤寒论》107条:"伤寒八九日,下之,胸满烦惊,小便不利,谵语,一身尽重,不可转侧者,柴胡加龙骨牡蛎汤主之。"

【组成】

柴胡加龙骨牡蛎汤由柴胡、龙骨、牡蛎等多味中药组成,具有疏肝解郁、重镇安神、调和阴阳之功效。柴胡能够疏肝解郁,条运肝气,对肝气郁结所致的胸胁胀满、情绪抑郁等症状具有显著疗效。龙骨与牡蛎则能重镇安神,潜阳补阴,对心神不宁、失眠多梦等症状有良好的改善作用。

【作用机制】

柴胡加龙骨牡蛎汤中的有效成分能够调节神经递质的释放,如5-羟色胺、去甲肾上腺素等,从而改善神经系统的兴奋性,缓解焦虑、抑郁等情绪,为良好的睡眠创造条件。此外,还能调节内分泌系统,特别是下丘脑—垂体—肾上腺轴的功能。通过调节相关激素的分泌,如皮质醇、褪黑素等,影响人体的生物钟,促进夜间的深度睡眠,从而改善失眠症状。

【临床应用】

柴胡加龙骨牡蛎汤常被用于治疗肝气郁结、心神不宁等症状。如对于焦虑症、抑郁症等精神类疾病,该方剂能够有效地缓解患者的情绪症状,改善其睡眠质量。

【注意事项】

煎煮方法需严格按照医嘱,一般需先煎煮柴胡等药材,再加入龙骨、牡蛎等慢煎,确保药效充分发挥。如果正在服用其他药物,特别是西药,需咨询医生或中医师,避免药物相互作用。服用期间密切观察身体反应,如出现不适症状,应立即停止服用并咨询医生。每个人的体质和病情不同，柴胡加龙骨牡蛎汤的效果和副作用可能有所不同，需根据个人情况调整使用。

（4）酸枣仁汤

【出处】

酸枣仁汤出自《金匮要略·血痹虚劳病脉证并治》："虚烦虚劳不得眠，酸枣仁汤主之。"

【组成】

酸枣仁汤，其主要成分包括酸枣仁、甘草、知母、茯苓和川芎。这五味药材相互配伍，共同发挥出养心安神、清热除烦的作用。酸枣仁为君药，其味甘酸，性平，入心肝二经，能够养心益肝、安神敛汗。甘草为臣药，其味甘平，入心脾肺经，具有补脾益气、润肺止咳、缓急止痛、调和诸药的功效。知母、茯苓和川芎则为佐使药，分别起到清热除烦、宁心安神、活血行气的作用。五药合用，共奏养心安神、清热除烦之功，使失眠之症得以缓解。

【作用机制】

酸枣仁汤治疗失眠的作用机制主要表现在以下几个方面：首先，酸枣仁汤中的有效成分能够调节神经递质的释放，如5-羟色胺、γ-氨基丁酸等，这些神经递质在睡眠调节中起着重要作用。其次，酸枣仁汤还能够调节人体内分泌系统，特别是与睡眠相关的激素，如褪黑素等，从而改善睡眠质量。此外，酸枣仁汤还具有抗氧化、抗炎等作用，能够减轻失眠引起的氧化应激和炎症反应，保护神经细胞免受损伤。

【临床应用】

失眠症：酸枣仁汤具有养心安神的作用，对心肝血虚、虚热内扰所致的失眠症具有良好疗效。患者常表现为入睡困难、多梦易醒、心悸健忘、头晕目眩等症状。

围绝经期综合征：围绝经期妇女因肝肾阴虚、心失所养，常出现心烦失眠、心悸多梦、潮热盗汗等症状。酸枣仁汤能够滋阴养血、宁心安神，对缓解围绝经期综合征具有显著效果。

神经衰弱：神经衰弱患者常因长期精神紧张、劳累过度导致心肝血虚、心神失养。酸枣仁汤能够养血安神、调和气血，对神经衰弱引起的失眠、健忘、心悸等症状有明显改善作用。

【注意事项】

任何药物的治疗都需要结合患者的具体情况进行个体化的调整。酸枣仁汤虽好，但并非适合所有人群。对不同类型的失眠患者，还需要结合其他治疗手段，如心理疏导、生活方式的调整等，以达到最佳的治疗效果。

（5）半夏秫米汤

【出处】

半夏秫米汤，为《内经》仅有十方之一，专为不寐而设。"以流水千里以外者八升，扬之万遍，取其清五升煮之，炊以苇薪，火沸，置秫米一升，治半夏五合，徐炊，令竭为一升半，去其滓，饮汁一小杯，日三，稍益，以知为度。故其病新发者，覆杯则卧，汗出则已矣；久者，三饮而已也。"为治疗不寐之良方。《方剂大辞典》收载有此方，治疗"痰湿内阻，胃气不和之失眠"。

【组成】

半夏秫米汤的主要成分包括半夏、秫米等中草药。半夏，性味辛温，有燥湿化痰、降逆止呕的功效；秫米，性味甘平，能益胃和中、养心安神。两者配伍，一温一平，相互协调，共同发挥药效。

【作用机制】

调节神经递质平衡：失眠的发生与神经递质的不平衡密切相关。半夏秫米汤中的药材成分能够调节神经递质如5-羟色胺、多巴胺等的合成与释放，从而改善神经传导功能，缓解失眠症状。

改善血液循环：良好的血液循环对保障脑部供血至关重要。半夏秫米汤能够活血化瘀，改善血液循环，为脑部提供充足的氧气和营养

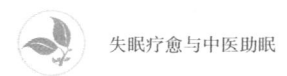

物质，有助于缓解因脑部供血不足引起的失眠。

调节内分泌系统：内分泌系统的平衡对维持人体正常生理功能至关重要。半夏秫米汤能够调节下丘脑—垂体—肾上腺轴的功能，改善内分泌失调引起的失眠症状。

镇静安神：半夏秫米汤中的药材成分具有镇静安神的作用，能够缓解焦虑、烦躁等情绪，帮助患者恢复平静的心态，从而改善睡眠质量。

调整生物钟节律：失眠往往与生物钟节律的紊乱有关。半夏秫米汤能够调整生物钟节律，使患者逐渐恢复到正常的睡眠—觉醒模式，从而改善失眠症状。

【临床应用】

在现代医学中，半夏秫米汤被广泛应用于神经系统疾病的治疗。例如，对于焦虑症患者，半夏秫米汤能够有效地缓解其焦虑情绪，改善睡眠质量。在临床实践中，医生常将半夏秫米汤与其他药物相结合，以达到更好的治疗效果。

【注意事项】

任何药物的应用都需要遵循一定的原则和注意事项。在使用半夏秫米汤时，医生需根据患者的具体病情、体质等因素，合理调整药物剂量和用药时间，以确保药物的安全性和有效性。同时，患者也应遵循医嘱，按时服药，注意观察病情变化，及时反馈给医生。

（6）百合知母汤

【出处】

《金匮要略》方，"百合七枚，知母三两。百合水渍一夜，换水煎至减半，知母另煎减半去渣，合和再煎，分两次服。治百合病误汗后，津液受伤，虚热加重，心烦口渴者"。

【组成】

百合知母汤的组方精妙，百合为主药，取其润肺清心之功；知母

第五章 中医治疗失眠

为辅,助百合清热降火。二药相配,一润一降,相得益彰。此外,根据患者的具体症状,还可酌情加入酸枣仁、夜交藤等安神之品,以增强疗效。

【作用机制】

调节神经递质平衡:失眠的发生往往与神经递质的不平衡有关,如5-羟色胺、多巴胺等。百合知母汤中的活性成分能够通过影响相关酶的活性,调节这些神经递质的合成与分解,从而改善神经系统的功能,促进睡眠。

镇静安神作用:知母中的有效成分具有镇静作用,能够减少神经元的兴奋性,使人体进入一种放松的状态。百合则能够滋养心阴,安心神,两者合用,能够有效缓解失眠者的焦虑、烦躁情绪,帮助他们更好地入睡。

调节生物钟:失眠之人往往存在生物钟紊乱的现象。百合知母汤中的成分能够影响生物钟的节律,调整人体内部的时钟,使之与外部环境相适应,从而改善睡眠质量。

改善睡眠质量:该汤剂还能通过调节体温、心率等生理指标,创造一个有利于睡眠的内环境。同时,其成分中的多糖、皂苷等物质还具有滋养作用,能够改善人体的整体状况,进一步提升睡眠质量。

【临床应用】

百合知母汤,该方能够显著改善失眠患者的睡眠质量,减少夜间觉醒次数,延长深睡眠时间。同时,该方还能有效缓解我们因失眠引起的焦虑、烦躁等情绪,提高生活质量。百合知母汤的临床应用,需结合个人的具体病情进行个性化治疗。对于轻度失眠患者,单独使用百合知母汤即可取得较好疗效;对于病情较重的患者,则需结合其他中药或西医治疗手段进行综合治疗。在使用过程中,还需注意药物的剂量与疗程,以确保疗效与安全。除药物治疗外,百合知母汤的食疗价值也不容忽视。在日常生活中,可将百合与知母作为食材,加入日常饮食中,既能滋养身体,又能预防失眠的发生。

【注意事项】

值得注意的是,百合知母汤虽然对失眠有一定的治疗效果,但并非所有失眠患者都适用。每个人的体质和病情各异,因此在使用前应咨询专业的中医师,确保用药的安全性和有效性。

3. 共病性失眠的中药治疗 需要注意的是,不同的失眠症状和病因,需要选择不同的中药进行治疗。例如,由焦虑引起的失眠,可能需要使用具有镇静安神作用的中药治疗;而由内分泌失调引起的失眠,则可能需要使用调节内分泌的中药治疗。因此,在选择中药治疗失眠时,需要根据患者的具体情况,制定个体化的治疗方案。

(1)**心血管疾病伴失眠**:中药治疗心血管疾病伴随失眠,遵循"标本兼治"的原则。在调理心血管功能的同时,注重调和心神,以达到改善睡眠的目的。中医认为,心血管疾病多属"本虚标实",因此在治疗过程中,既要补虚扶正,又要祛邪治标。

根据患者的具体病情和体质状况,进行个性化的辨证施治。对于心血不足、心神不宁的患者,可采用养心安神、补血安神的中药方剂,如酸枣仁汤、天王补心丹等。对于心火亢盛、烦躁失眠的患者,可采用清心降火、镇静安神的中药方剂,如黄连阿胶汤、朱砂安神丸等。对于血瘀气滞的患者,可采用活血化瘀、宁心安神的中药方剂,如血府逐瘀汤等。

(2)**焦虑障碍伴失眠**:中医认为焦虑障碍相当于中医的脏躁病、郁证、卑慄病,其喜悲伤欲哭、倦怠、食欲不振等症状与焦虑障碍高度相似。焦虑障碍伴有失眠,主要是痰郁热扰、肝气郁结、血虚、瘀热内阻、心肾不交这几个证型,代表方为黄连温胆汤,酸枣仁汤、逍遥散、血府逐瘀汤、黄连阿胶汤等中药方,需采取个性化治疗。

(3)**失眠与冠心病"双心疾病"**:上海市名中医刘萍教授团队采用"双心同调"治疗冠心病"双心疾病",从气血阴阳亏虚和"气、痰、瘀"来治疗。"活血化瘀，养心调神"法既解除"君主之心"的痰瘀互结，同时又养心行气安神，调"神明之心"，双管齐下。

选方时候，经方化裁而来的调心方——由炙甘草、瓜蒌、薤白、丹参、郁金、淮小麦、合欢花七味药组成，有瓜蒌薤白半夏汤和甘麦大枣汤之意。

（4）围绝经期伴有失眠： 围绝经期，即围绝经期，是女性从生育年龄过渡到非生育年龄的自然过程，伴随着卵巢功能逐渐衰退，女性体内激素水平发生显著变化，其中最常见且影响生活质量的症状之一就是失眠。失眠不仅导致日间疲劳、注意力不集中，还可能加重围绝经期女性已有的焦虑、抑郁等情绪。

围绝经期女性由于肝肾阴虚、心肾不交等原因，更容易出现失眠症状。因此，中药治疗围绝经期失眠症，多从滋补肝肾、养心安神入手。

在中药治疗方面，常用的中药有酸枣仁、夜交藤、合欢皮等。酸枣仁具有养心安神、益肝血的功效，对心肝血虚所致的失眠多梦有良好疗效。夜交藤则能养心安神、祛风通络，适用于心血不足、心神不宁的失眠患者；合欢皮则能解郁安神、活血消肿，对情志不遂、烦躁不安的围绝经期女性尤为适宜。

根据具体症状、体质等因素，制定个性化的治疗方案。围绝经期女性多肝肾阴虚，可采用滋补肝肾、养血安神的方法，选用六味地黄丸加减；对于心肾不交型患者，则以交通心肾、养血安神为治则，可选用交泰丸加减。

（5）恶性肿瘤患者伴有失眠： 肿瘤治疗已从单一的手术、放疗、化疗进入了综合治疗时代。然而，在治疗过程中，患者常常会遇到各种并发症，其中失眠症便是较为常见的一种。失眠不仅影响患者的生活质量，还可能加剧肿瘤的发展进程。因此，探讨肿瘤伴失眠症的中药治疗具有重要意义。

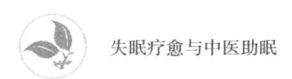

肿瘤伴失眠症的原因多种多样，其中包括心理压力、药物治疗的副作用，以及身体本身的生理变化等。中医治疗失眠症，讲究的是从整体出发，调和阴阳，疏通气血。

在中药的选择上，医生会根据患者的具体病情和体质，进行个性化的配伍。常用的中药有酸枣仁、合欢皮、夜交藤等，它们具有养心安神、调和气血的功效，对缓解失眠症状有着显著效果。同时，针对肿瘤本身，中医也会采用一些具有抗肿瘤作用的中药，如人参、黄芪、白花蛇舌草等，以增强患者的免疫力或抑制肿瘤的生长。

（6）**老年人失眠**：老年人失眠症多由肾精不足、心脾两虚、肝胆不和等原因所致。肾精不足，则心神失养，夜不安寐；心脾两虚，则气血生化无源，心神失养而不得眠；肝胆不和，则疏泄失常，气机逆乱，扰动心神。

针对老年人失眠症的病因病机，中药治疗应遵循补肾填精、养心安神、调和肝脾等原则。在具体治疗时，还需根据患者的具体情况，灵活运用滋补肝肾、益气养血、疏肝解郁等治法。常用中药方剂如下。

六味地黄丸：适用于肾精不足型失眠，症见腰膝酸软、头晕耳鸣、健忘失眠等。此方能滋补肝肾，填精益髓，从而改善失眠症状。

归脾汤：适用于心脾两虚型失眠，症见心悸健忘、神疲食少、头晕目眩等。该方能益气健脾，养血安神，有助于改善睡眠质量。

柴胡疏肝散：适用于肝胆不和型失眠，症见胸胁胀满、烦躁易怒、失眠多梦等。此方能疏肝解郁，调和气机，从而缓解失眠症状。

（7）**新型冠状病毒感染后伴有失眠**：自新型冠状病毒流行以来，全球范围内的人们都遭受了不同程度的健康挑战。其中，新冠病毒感染长期后遗症（简称"长新冠"，long COVID）引起了广泛关注，它指的是患者确诊感染新冠病毒后3个月存在的、持续至少2个月且无法由其他诊断解释的症状。其中一些患者在康复过程中出现了持续数周乃至数月的各种症状，包括失眠症等。失眠症作为一种常见的"长新冠"后遗症，严重影响着我们的生活质量。

中医药学认为，这类病症多属"虚烦不眠"范畴，与心、肝、脾、肾等脏腑功能失调密切相关。针对"长新冠"伴失眠症的治疗，根据患者的具体症状，采用养心安神、疏肝解郁、健脾和胃、补肾益精等中药方剂。如酸枣仁汤、天王补心丹、归脾汤等，这些药物能够调节人体脏腑功能，改善失眠症状。

针对"长新冠"伴失眠症的预防，中医建议人们保持良好的作息习惯，避免熬夜和过度劳累；保持良好的心态，避免过度焦虑和紧张；适当进行体育锻炼，增强体质；注意饮食调养，避免过食辛辣、油腻等刺激性食物。

4. 中成药　中成药，即在传统中草药基础上经过科学配伍和加工制成的药物制剂，具有服用方便、效果确切等优点。在治疗失眠方面，中成药通过调和阴阳、平衡脏腑功能，有效改善睡眠质量。例如，某些含有安神成分的中成药能够舒缓紧张情绪，促进深度睡眠；还有一些药物可通过调节人体生物钟，帮助患者建立规律的睡眠习惯。

相较于中草药，中成药更加便于携带和保存，减少了患者自行煎药的麻烦。同时，中成药的剂量控制更为精确，减少了因个体差异导致的药效不稳定。因此，在治疗失眠时，中成药成了越来越多患者的选择。

（1）天王补心丹

【药品成分】

天王补心丹主要成分包括人参、玄参、丹参、茯苓、远志、桔梗、天冬、麦冬、五味子、柏子仁、酸枣仁、当归等十余种珍贵草本。

【功能与主治】

天王补心丹主要用于治疗心阴不足、心悸健忘、失眠多梦、大便干燥等症状。其独特的草本配方，能够滋养心血，安神定志，帮助患者恢复健康的睡眠与精神状态。

【用法与用量】

建议每日服用2次，每次1丸，温开水送服。对于症状较重者，可在医师指导下适量增加剂量。服用时应遵循医嘱，不可自行增减剂量或改变用药方式。

（2）柏子养心丸

【药品成分】

柏子养心丸的主要成分包括柏子仁、当归、石菖蒲、茯苓、远志、酸枣仁、五味子、半夏曲、炙甘草、朱砂等。

【功能与主治】

柏子养心丸具有养血、安神的功效，主要用于治疗心气虚寒、心悸易惊、失眠多梦、健忘等症状。无论是因工作繁忙、生活压力导致的短期失眠，还是因年龄增长、身体机能衰退引起的长期失眠，柏子养心丸都能发挥良好的治疗效果。

【用法与用量】

柏子养心丸的服用方法简单，口服即可。每次服用6克（1袋），每日2次。建议早、晚饭后服用，以充分发挥药效。对于特殊人群，如孕妇、哺乳期妇女、儿童、老年人等，应在医师指导下服用。

（3）解郁安神颗粒

【药品成分】

解郁安神颗粒主要成分包括柴胡、郁金、茯苓、酸枣仁、远志、石菖蒲、百合、甘草等。

【功能与主治】

解郁安神颗粒主要用于治疗因肝郁气滞、心神不宁引起的情绪不稳、焦虑烦躁、失眠健忘等症状。它能有效舒缓紧张情绪，改善睡眠质量，帮助人们恢复良好的精神状态。

【用法与用量】

建议每日服用 2 次，每次 1 袋，温开水冲服。请在饭后半小时内服用，以确保药物能够更好地吸收。若症状较严重，可在医生指导下适量增加剂量。

(4) 归脾丸

【药品成分】

归脾丸由党参、白术、黄芪、甘草、茯苓、远志、酸枣仁、龙眼肉、当归、木香、大枣（去核）等多味中药组成。

【功能与主治】

归脾丸具有益气健脾、养血安神的功效。主要用于心脾两虚、气短心悸、失眠多梦、头昏头晕、面色萎黄、肢倦乏力、食欲不振、崩漏便血等症状的治疗。在现代医学中，归脾丸还广泛应用于神经衰弱等疾病的辅助治疗。

【用法与用量】

归脾丸的用法为口服，水蜜丸每次 6 克，小蜜丸每次 9 克，大蜜丸每次 1 丸，每日 3 次。用温开水或生姜汤送服，效果更佳。请在医师指导下使用，切勿自行增减剂量或改变用药方式。

(5) 七叶神安滴丸

【药品成分】

七叶神安滴丸主要成分为三七叶总皂苷。

【功能与主治】

七叶神安滴丸具有益气安神、活血止痛的作用。临床上常用于心气不足、失眠、心悸等症状的治疗。

【用法与用量】

每次 3～6 丸（每丸重 50 mg），每日服 3 次。

一般建议餐后半小时用温水服用。具体的用法用量因人而异,应在医师的指导下根据患者情况变化进行个性化方案治疗。日常生活请注意按时服药,漏服药物时间较短,请尽快补服,但如果快到下一次服药时间(超过两次正常用药间隔时间的一半),请跳过此次漏服的剂量,直接于下一次服药时间服药。切记不可一次服用两倍剂量,以免引起毒性反应。

(6)安神补脑丸

【药品成分】

安神补脑丸的主要成分包括酸枣仁、远志、合欢皮、茯苓、龙眼肉等。

【功能与主治】

安神补脑丸具有安神定志、益智健脑的功效。它主要用于治疗因心神不宁、脑力不足引起的失眠、健忘、头晕等症状。

【用法与用量】

安神补脑丸的用法用量应根据个人情况而定,一般建议每次服用2~4粒,每日2~3次。建议在饭后服用,以减少胃部不适。若症状较重,可遵医嘱适当增加剂量。请注意,安神补脑丸为中成药,虽然副作用较小,但仍需严格遵照医嘱使用,不可自行增减剂量或改变用药方式。

(7)舒眠胶囊

【药品成分】

舒眠胶囊主要包括酸枣仁(炒)、柴胡(酒炒)、白芍(炒)、合欢花、合欢皮、僵蚕(炒)、蝉蜕、灯心草。

【功能与主治】

舒眠胶囊具有疏肝解郁、宁心安神的作用,可用于肝郁伤神所致的失眠症。症见:失眠多梦,精神抑郁或急躁易怒,胸胁苦满或胸膈不畅,口苦目眩,舌边尖略红,苔白或微黄,脉弦。

【用法与用量】

口服。每次3粒,每日2次;晚饭后、临睡前各服用1次。疗程为4周。

（8）养血安神颗粒

【药品成分】

养血安神颗粒主要包括仙鹤草、熟地黄、夜交藤、墨旱莲、地黄、鸡血藤、合欢皮。

【功能与主治】

养血安神颗粒可滋阴养血、宁心安神。适用于阴虚血少、头眩心悸、失眠健忘等症状。

【用法与用量】

口服。每次1袋，每日3次；风寒感冒者应暂停使用。

（9）乌灵胶囊

【药品成分】

乌灵胶囊主要成分包括乌灵参、淫羊藿、枸杞子等。

【功能与主治】

改善睡眠质量：乌灵胶囊能够调节人体生物钟，缓解失眠、多梦等睡眠障碍，让您拥有更加舒适的睡眠体验。

缓解焦虑情绪：胶囊中的有效成分能够作用于人体的神经系统，减轻焦虑、紧张等负面情绪，提高心理抗压能力。

提高免疫力：乌灵胶囊能够增强人体免疫力，预防感冒等常见疾病，保持身体健康。

【用法与用量】

口服，每次2粒，每日3次。建议在早餐、午餐、晚餐后服用，以保证药效的充分发挥。

（10）百乐眠胶囊

【药品成分】

本品以百合、刺五加、夜交藤、合欢花、珍珠母、石膏、酸枣仁、茯苓、远志、玄参、地黄、麦冬、五味子、灯心草、丹参等中药材为主要原料。

【功能与主治】

百乐眠胶囊主要用于治疗因心阴虚、心神失养所致的阴虚火旺型失眠症，可见入睡困难、多梦易醒、醒后不眠、头晕乏力、烦躁易怒、心悸不安等症状。对轻度至中度的失眠患者，本品可起到良好的调理作用。

【用法与用量】

口服，每次4粒，每日2次，14日为1个疗程。请在饭后服用，以减少胃部不适。

（11）复方枣仁胶囊

【药品成分】

复方枣仁胶囊的主要成分是一种天然枣仁提取物。

【功能与主治】

改善睡眠质量：复方枣仁胶囊中的枣仁提取物具有显著的镇静作用，可以帮助您更快地进入深度睡眠，提高睡眠质量。

缓解焦虑情绪：产品中的天然成分能够调节神经系统，缓解焦虑、紧张等负面情绪，使您保持轻松愉悦的心情。

促进身心健康：长期使用复方枣仁胶囊，能够改善身体功能，增强免疫力，提升整体健康水平。

【用法与用量】

口服，每次1粒，睡前口服。

（12）安神定志丸

【药品成分】

安神定志丸采用纯天然的中草药精制而成，主要成分包括酸枣仁、远志、茯苓、龙齿等。本产品为口服丸剂，携带方便。

【功能与主治】

本品具有养心安神、镇静定志的功效。

失眠多梦：对于因工作压力、生活琐事等导致的难以入睡、多梦易醒等问题，安神定志丸能有效调节神经系统，帮助我们快速进入深度睡眠状态。

焦虑烦躁：对于因情绪波动、精神压力等引起的焦虑、烦躁等情绪问题，安神定志丸能舒缓紧张情绪，让我们保持平静的心态。

神经衰弱：对于因长期劳累、用脑过度等导致的神经衰弱、记忆力减退等问题，安神定志丸能滋养神经，提高大脑功能。

【用法与用量】

建议每次服用 2～3 粒，每日 2 次，早晚饭后各 1 次。温开水送服，如有特殊需求，请遵医嘱。

（13）磁珠丸

【药品成分】

磁珠丸主要成分有磁石（煅）、朱砂、六神曲（炒）。

【功能与主治】

本品可镇心、安神、明目。适用于治疗心肾阴虚、心阳偏亢、心悸失眠、耳鸣耳聋、视物昏花等症。

【用法与用量】

口服。每次 3 g，每日 2 次。温开水送服，如有特殊需求，请遵医嘱。

（14）参松养心胶囊

【药品成分】

参松养心胶囊由人参、麦冬、山茱萸、丹参、炒酸枣仁、桑寄生、赤芍、䗪虫、甘松、黄连、南五味子、龙骨组成。

【功能与主治】

参松养心胶囊具有益气养阴、活血通络、清心安神的功效。可用于治疗冠心病引发的室性早搏（期前收缩），其证属气阴两虚、心络瘀阻。症见心悸不安、气短乏力、动则加剧、胸部闷痛、失眠多梦、盗汗、神倦懒言。

【用法与用量】

口服。每次 2～4 粒,每日 3 次。

(15)丹栀逍遥散

【药品成分】

丹栀逍遥散主要成分包括牡丹皮、栀子、柴胡、白芍、当归、白术、茯苓、甘草等。

【功能与主治】

丹栀逍遥散主要用于治疗因肝郁血虚、脾失健运所致的月经不调、胸胁胀痛、头晕目眩、食欲减退、心烦易怒等症状。在中医临床中,本产品被广泛用于治疗女性月经不调、围绝经期综合征、神经症等疾病。

【用法与用量】

每次 6～9 克,每日 2 次。口服,以温开水送服。

(16)新乐康

【药品成分】

新乐康片,主要成分有钩藤碱、酸枣仁皂苷、萝芙木总碱。

【功能与主治】

本品平肝养心安神。适用于治疗神经衰弱,症见失眠多梦、心悸头晕、烦躁易怒等。

【用法与用量】

口服。每次 2～3 片,每日 3 次,或遵医嘱。

5. 中草药　常用的治疗失眠的中草药,除了具有安神助眠的药物,还有补益类中草药和清热类药物、活血化瘀类中草药,在辨证治疗和合理配伍的情况下,也同样能发挥安神的作用。

(1)**安神药物**:中药中有很多安神药物,如酸枣仁、远志、夜交藤、煅龙骨、煅牡蛎、丹参、黄连等。这些药物有镇静安神、调节心情的作用,能够帮助失眠人群改善睡眠质量。

第五章 中医治疗失眠

酸枣仁：为鼠李科植物酸枣的干燥成熟种子，味甘、酸，性平，入心、肝经。具有养心益肝、安神敛汗的功效。《神农本草经》中记载其"久服安五脏，轻身延年"，是中医治疗失眠的常用药材。酸枣仁可以单独使用，也可与当归、白芍等搭配使用，以增强其养血安神的效果。现代药理研究也证实，酸枣仁含有黄酮类、皂苷类等多种活性成分，能够抑制兴奋信号的传递，从而改善睡眠质量。

柏子仁：为柏科植物侧柏的干燥成熟种仁，味甘，性平，入心、肾、大肠经。具有养心安神、润肠通便的功效。柏子仁能够养心阴、益心气、安心神，适用于心阴不足、心血亏虚所致的失眠多梦、心悸怔忡等症状。临床上，柏子仁常与酸枣仁、远志等药同用，以增强其养心安神的作用。

远志：为远志科植物远志或卵叶远志的根，味苦，性辛、温，入心、肾、肺经。远志具有安神益智、祛痰开窍的功效，对治疗失眠多梦、健忘、惊悸等症状有良好效果。研究表明，远志中的皂苷类成分能够改善脑部血液循环，促进神经递质的合成与释放，从而调节睡眠。

夜交藤：为蓼科植物何首乌的藤茎，味甘、微苦，性平，入心、肝经。夜交藤具有养心安神、祛风通络的功效，常用于治疗失眠多梦、心神不宁等症。其含有的黄酮类、蒽醌类等成分，能够抑制中枢神经系统的兴奋性，促进睡眠。

茯神：为多孔菌科真菌茯苓菌核中间抱有松根的部分，具有渗湿利水、健脾宁心的功效。茯神中的多糖和茯苓酸等成分能够调节神经内分泌系统，促进睡眠。它常用于治疗心神不安、惊悸失眠等症状。

煅龙骨：为古代哺乳动物象类、三趾马、鹿类、犀类、牛类等骨骼化石的炮制加工品。龙骨味甘、涩，性平，入心、肝、肾经。具有镇惊安神、平肝潜阳、收敛固涩的功效。龙骨能够重镇安神，适用于心神不宁、心悸失眠、惊痫癫狂等症状。治疗失眠时，龙骨常与牡蛎、酸枣仁等药同用，以增强其镇静安神的作用。

煅牡蛎：即经过煅烧处理的牡蛎壳，其味咸，性微寒，入肝、肾经。在《神农本草经》中，牡蛎被列为上品，具有重镇安神、潜阳补阴、软坚散结等功效。煅制后，其质地变得更加坚硬，药效更为显著，尤其在治疗失眠方面，煅牡蛎展现出了独特的疗效。

煅牡蛎中含有丰富的微量元素和有机物质，如钙、锌、硒等，这些物质对调节人体生理功能、促进新陈代谢具有重要作用。此外，煅牡蛎中的某些成分还具有镇静、抗焦虑的作用，有助于缓解失眠患者的紧张情绪，提高睡眠质量。

龙眼肉：为无患子科植物龙眼的假种皮，味甘，性温，入心、脾经。龙眼肉具有补益心脾、养血安神的功效，适用于心脾两虚、失眠健忘等症状。研究表明，龙眼肉中的葡萄糖、维生素等成分，能够补充能量，促进神经系统的正常功能，从而改善睡眠质量。

合欢皮：来源于豆科植物合欢的树皮，味甘，性平，入心、肝经。合欢皮具有解郁安神、活血消肿的功效，常用于治疗心神不宁、烦躁失眠等症。其含有的黄酮类、皂苷类等成分，能够调节神经系统，缓解紧张情绪，帮助人们进入深度睡眠。

（2）补益药物：补益药物是指可以补益气血阴阳的药物，如当归、人参、黄精、杜仲、黄芪等。这些药物能够调节身体的阴阳平衡，提高身体的免疫力和抗疲劳能力，对失眠人群的恢复有很大的帮助。

人参：为五加科植物人参的干燥根和根茎，被誉为"百草之王"，在中医学中占据了举足轻重的地位。其味甘、微苦，性微温，入脾、肺、心、肾经。具有大补元气、安神益智、生津止渴等功效。传统医学认为，失眠多因心脾两虚、心神失养所致，而人参能够补益心脾，安神定志，因此是治疗失眠的理想选择。

研究发现，人参中含有多种活性成分，如人参皂苷、多糖等，这

第五章 中医治疗失眠

些成分能够调节中枢神经系统，促进神经递质的平衡，从而改善睡眠质量。同时，人参还具有抗氧化、抗炎、抗疲劳等多重作用，有助于缓解失眠带来的身体不适和心理压力。

在应用人参治疗失眠时，需要注意适量原则。过量使用人参可能导致兴奋作用，反而加重失眠症状。因此，在使用人参时，应根据个人体质和失眠程度，遵循医生的建议，合理搭配其他药物或食材，以达到最佳治疗效果。

黄精：又名黄芝、野山姜等，属于百合科多年生草本植物，味甘，性平，入脾、肺、肾经。黄精具有补气养阴、健脾、润肺、益肾等功效，是传统中医中常用的滋补强壮药。近年来，越来越多的研究表明，黄精治疗失眠，效果显著。

黄精治疗失眠的机制主要与其所含的多种活性成分有关。这些成分能够调节人体神经系统，促进大脑皮层的放松，从而改善睡眠质量。同时，黄精还能够增强人体免疫力，提高身体抵抗力，有助于缓解因失眠引起的身体疲劳和免疫力下降等问题。

杜仲：是杜仲科植物杜仲的干燥树皮，味甘，性温，入肝、肾经。具有补肝肾、强筋骨、安胎的功效，常用于治疗腰膝酸软、筋骨无力、头晕目眩、妊娠漏血、胎动不安等症。近年来，随着对杜仲研究的深入，人们发现其在改善睡眠方面也有着显著的效果。

杜仲中所含的有效成分，如杜仲胶、杜仲黄酮等，能够调节人体内分泌，缓解焦虑情绪，从而改善睡眠质量。同时，杜仲还具有镇静作用，能够减少夜间觉醒次数，延长睡眠时间，让人在夜晚得到充分的休息。除此之外，杜仲还能够改善人体的血液循环，缓解因血液循环不畅而导致的失眠症状。它所含的多种活性成分，能够促进血液循环，提高血液氧合能力，从而改善脑部供血，缓解因脑部缺氧而引起的失眠。

当然，在使用杜仲治疗失眠时，也需要注意适量原则。过量使用

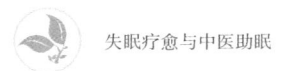

杜仲可能会导致一些不良反应，如口干、失眠等。因此，在使用杜仲时，最好在医生的指导下进行，确保用药的安全有效。

黄芪：为豆科植物蒙古黄芪的干燥根，味甘，性微温，入肺、脾经。具有补气固表、利尿托毒、排脓、敛疮生肌的功效，被广泛应用于中医临床。近年来，随着研究的深入，人们发现黄芪中所含的黄酮类化合物、皂苷等成分，具有镇静、抗炎、抗氧化等作用，这些作用对改善睡眠质量有着积极的影响。

在失眠的治疗中，黄芪主要通过调节人体的气血平衡来实现其治疗效果。失眠往往与人体内的气血失调有关，黄芪能够补充人体所需的气血，从而缓解因气血不足而引起的失眠症状。同时，黄芪还能够调节神经系统的功能，抑制过度的兴奋状态，使人体的精神状态趋于平稳，有助于入睡和维持良好的睡眠状态。此外，黄芪还能够提高人体的免疫力，增强抵抗力，对因身体虚弱、免疫力低下而引起的失眠，有着显著的改善作用。黄芪的这些作用并不是孤立的，而是相互关联、协同作用的，这使得黄芪在治疗失眠方面具有独特的优势。

（3）清热药物：中药中有很多清热药物，如黄连、黄芩、栀子、牡丹皮等。这些药物能够清热解毒，凉血祛热，对由于内热所致的失眠有很好的治疗效果。

黄连：为毛茛科植物黄连、三角叶黄连或云连的干燥根茎，味苦，性寒，入心、脾、胃、肝、胆、大肠经。具有清热解毒、燥湿止泻、泻火解毒等功效。在中医理论中，失眠多因心火亢盛、烦躁不安所致。黄连能够清心泻火，对因心火旺盛引起的失眠有着显著的疗效。它能够通过调节人体的阴阳平衡，达到安神定志的作用，从而改善失眠症状。

现代医学研究也表明，黄连中含有的小檗碱等成分，具有抗菌、抗炎、抗氧化等多种药理作用。这些成分能够有效调节人体的免疫系统，缓解因压力、焦虑等因素引起的失眠。同时，黄连还具有改善睡眠质量的作用,能够延长深度睡眠时间,提高睡眠效率。

黄芩:为唇形科植物黄芩的干燥根,味苦,性寒,入心、肺、胆、大肠经。具有清热解毒、燥湿止痢的功效。在中医理论中,黄芩能够清心火、泻肺热、利胆退黄,对因热邪内扰、心神不宁所致的失眠具有显著疗效。

现代医学研究也证实了黄芩在治疗失眠方面的作用。黄芩中含有的黄酮类化合物具有镇静、抗焦虑的作用,能够有效缓解失眠患者的焦虑情绪,帮助其入睡。此外,黄芩还能够调节神经递质的平衡,改善睡眠质量,减少夜间觉醒次数,从而提高患者的睡眠质量。

除了直接应用黄芩外,临床上还常将黄芩与其他中草药配伍使用,以增强疗效。例如,黄芩与黄连、黄柏等清热燥湿药物配伍,可用于治疗心火亢盛、烦躁失眠;与酸枣仁、合欢皮等安神药物配伍,可用于治疗心神不宁、失眠多梦。

栀子:为茜草科植物栀子的干燥成熟果实,味苦,性寒,入心、肺、三焦经。具有泻火除烦、清热利尿、凉血解毒的功效。在中医理论中,栀子被广泛应用于治疗心烦不眠、黄疸尿赤、血淋涩痛、血热吐衄、目赤肿痛、火毒疮疡等症。

栀子之所以能够治疗失眠,主要是因为它能够清泄三焦之火,尤其是心火。心火亢盛,则心神不宁,导致失眠多梦。栀子苦寒降泄,能够导热下行,使火热之邪随小便排出,从而起到清心除烦的作用,帮助患者恢复正常的睡眠状态。

现代医学研究也表明,栀子中含有的栀子苷、京尼平苷等成分,具有镇静、抗抑郁、抗焦虑等作用,这些作用能够调节患者的神经内分泌系统,缓解紧张、焦虑等情绪,进一步促进睡眠。

(4)**活血化瘀药物**:活血化瘀药物是指可以促进血液循环、消除瘀血的药物,如丹参、川芎、赤芍、红花等。这些药物可以改善失眠人群的血液循环,消除体内的瘀血,从而改善失眠症状。

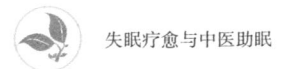

当归：为伞形科植物当归的干燥根，被誉为"血中之气药，血中之圣药"，其味甘，性辛、温，入肝、心、脾经。具有补血活血、调经止痛、润肠通便等多重功效。

当归治疗失眠的机制，主要与其所含的多种活性成分有关。这些成分能够调节人体内分泌，促进血液循环，从而改善人体的整体状况，有助于缓解失眠症状。在中医理论中，失眠多因气血不和、心火旺盛等导致，当归的补血活血作用正好可以调和气血，平衡阴阳，从而达到治疗失眠的目的。

丹参：为唇形科植物丹参的干燥根和根茎，味苦，性微寒，入心、肝经。具有活血化瘀、通经止痛、清心除烦等功效。它在我国有着悠久的药用历史，早在《神农本草经》中就有其记载。现代药理研究表明，丹参含有丹参酮、丹参酚酸等多种有效成分，这些成分对心血管系统、神经系统等均有良好的调节作用。丹参具有清心除烦的作用，能够调节人体内的热平衡，从而缓解失眠症状。此外，丹参还能活血化瘀，改善血液循环，为脑部提供充足的氧气和营养，有助于改善睡眠质量。

在临床上，丹参常与其他中药材配伍使用，以增强其治疗效果。例如，将丹参与酸枣仁、合欢皮等安神药材同用，可以加强其镇静安神的作用；与当归、川芎等活血化瘀药材配伍，则能改善脑部血液循环，缓解因供血不足引起的失眠。

牡丹皮：为毛茛科植物牡丹的干燥根皮，味苦，性辛、微寒，入心、肝、肾经。它不仅能够疏肝解郁，还能活血化瘀，对治疗失眠有着独特的效果。

牡丹皮之所以能够治疗失眠，原理在于其含有的多种活性成分，如芍药苷、牡丹酚等。这些成分能够调节人体的神经系统，缓解紧张情绪，从而改善睡眠质量。同时，牡丹皮还具有抗氧化、抗炎等作用，能够保护神经细胞免受损伤，进一步增强其治疗效果。

第五章 中医治疗失眠

川芎：为伞形科植物川芎的根茎，味辛，性温，入肝、胆、心包经。具有活血行气、祛风止痛的功效。在《神农本草经》中，川芎被列为中品，并被《日华子本草》认为能够"调众脉，破宿血，养新血"。川芎能够入肝经，调和气血，舒缓因肝郁气滞引起的失眠症状。同时，它还能入心包经，活血化瘀，对于因心血瘀阻导致的失眠亦有良好疗效。

现代药理研究也证实，川芎中的有效成分如川芎嗪、阿魏酸等，具有镇静、镇痛、抗焦虑等作用，能够改善中枢神经系统功能，从而缓解失眠症状。此外，川芎还能通过改善血液循环，促进新陈代谢，为身体提供充足的氧气和营养物质，进一步促进睡眠质量的提升。

在临床上，川芎常与其他药材配伍使用，以增强疗效。例如，与酸枣仁、夜交藤等安神药同用，可加强镇静安神的作用；与当归、白芍等养血药同用，可调和气血，缓解因血虚引起的失眠。

赤芍：为芍药科植物赤芍或川赤芍的干燥根，味苦，性微寒，入肝经。具有清热凉血、散瘀止痛的功效。在中医理论中，失眠多因心血不足、心火亢盛、肝郁气滞等原因引起。赤芍能够入心肝二经，调和气血，缓解因失眠引起的烦躁不安。

现代医学研究表明，赤芍含有多种活性成分，如芍药苷、芍药内酯等，这些成分具有镇静、抗抑郁、抗炎等作用。它们能够调节中枢神经系统，缓解紧张情绪，改善睡眠质量。同时，赤芍还能改善血液循环，促进新陈代谢，有助于缓解因失眠引起的身体疲劳。

在实际应用中，赤芍通常与其他中药材配伍使用，以增强其疗效。例如，与酸枣仁、合欢皮等安神类药物同用，可加强镇静安神的作用；与当归、熟地黄等补血类药物同用，可调和气血，缓解心血不足引起的失眠。

红花：为菊科植物红花的干燥花，味辛，性温，入心、肝经。具

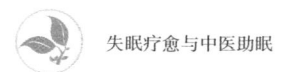

有活血通经、散瘀止痛的功效。在中医理论中，红花被认为能够调和气血，舒缓神经，从而有助于改善失眠症状。

现代医学研究也证实，红花中含有多种活性成分，如黄酮类化合物、红花黄色素等，这些成分具有抗氧化、抗炎、镇静等作用。通过调节神经递质的释放，红花能够缓解紧张情绪，促进身心放松，从而帮助人们更容易入睡。

（5）总结：中药治疗失眠需要根据不同的症状和病情来进行针对性的治疗。在使用中药治疗失眠时，需要遵循中医的治疗原则，根据中医的辨证施治方法进行治疗，避免盲目使用中药。

（二）针刺疗法让您快速入眠

针刺疗法是一种经过世界认可的中医学传统疗法，常用于治疗失眠等症状。通过刺激特定的穴位，针刺能够调节人体的气血运行和机能活动，进而改善失眠症状，达到治疗目的。这种疗法源于古代中国，已有数千年的历史。

在中医的理论体系中，针刺疗法通过调整人体的阴阳平衡和气血流通，来改善身体各系统的功能，从而达到治疗和预防疾病的效果。对于失眠人群，针刺疗法可以通过调节身体的"气"和"血"来改善睡眠质量和睡眠时间，减轻心理压力和抑郁情绪，从而提高生活质量。

针刺的治疗方法是在人体的特定穴位上刺激针头，以调整内在平衡和功能。其中包括经穴刺激法：治疗者会根据失眠者的具体情况选择合适的经脉穴位，通过针灸刺激这些穴位，调整气血运行，从而改善失眠症状。此外还有气血调节法，适用于失眠者气血不足的情况，治疗者会选择相应的穴位进行调节，以缓解失眠症状。

总之，针刺疗法是一种有效的中医治疗方法，通过刺激特定穴位调节身体机能，对改善失眠等症状具有显著效果。

第五章　中医治疗失眠

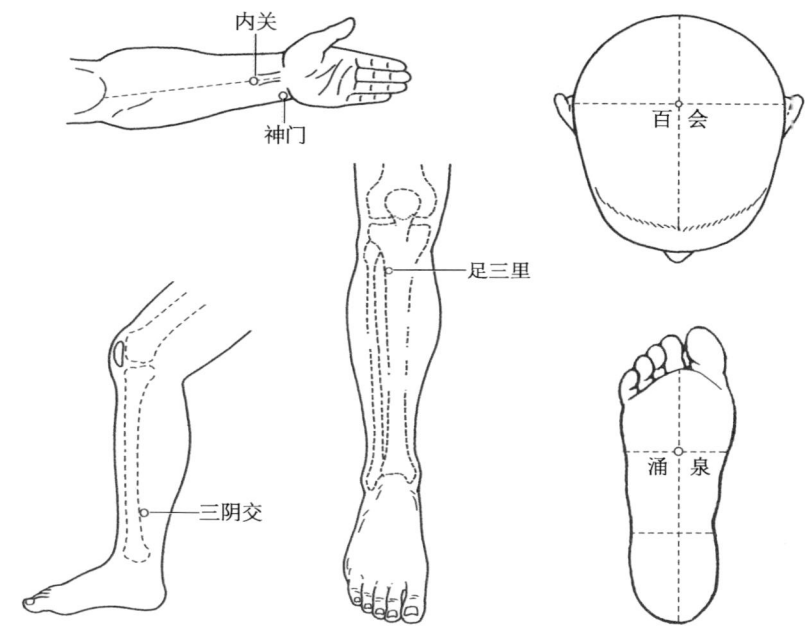

治疗失眠的针刺常用穴

针刺治疗失眠时，常用的穴位包括：

（1）**内关穴**：这个穴位位于手掌侧面的腕横纹上两寸，掌长肌腱与桡侧腕屈肌腱之间。针刺此穴可以宁心安神、宽胸理气、调补阴阳气血、疏通经脉，对治疗由心神不安、心神失养引发的心悸、失眠等症状效果较好。

（2）**神门穴**：此穴位于腕部，腕掌侧横纹尺侧端，尺侧腕屈肌腱的桡侧凹陷处。针刺神门穴具有镇静安神、舒筋通络的功效，常用于治疗失眠、健忘等相关病症。

（3）**百会穴**：这个穴位位于头顶正中线与两耳尖连线的交叉处，针刺此穴可以醒脑开窍、安神定志、益智聪耳，对治疗失眠健忘、神经衰弱、头晕耳鸣、中风失语等症状具有较好的效果。

（4）三阴交穴：此穴位位于小腿内侧，足内踝尖上3寸，胫骨内侧缘后方。针刺三阴交穴能够健脾和胃、调补肝肾、行气活血、疏经通络，常用于治疗失眠、神经衰弱、肾炎、月经不调、功能失调性子宫出血等症状。

（5）足三里穴：位于小腿外侧，犊鼻穴下3寸，犊鼻穴与解溪穴连线上。针刺足三里穴具有补中益气、健脾和胃、通经活血、扶正培元的功效，常用于治疗失眠、脾胃虚弱、气血不足、神经衰弱等症状。

（6）涌泉穴：此穴位位于足底部，蜷足时足前部凹陷处，约当足底第2、第3跖趾缝纹头端与足跟连线的前1/3与后2/3交点上。针刺涌泉穴能够滋阴降火、宁心安神，对治疗失眠、眩晕、神经衰弱等症状有一定的效果。

此外，还有太冲穴、安眠穴、印堂穴、太阳穴、率谷穴等，都是治疗失眠时常用的穴位。针刺这些穴位，可以通过刺激经络系统，调节人体的阴阳平衡，改善睡眠质量，达到治疗失眠的目的。

针刺治疗失眠需要在专业针灸师的指导下进行，以确保安全和效果。同时，需要患者和针灸师的共同努力和耐心治疗。

（三）艾灸

艾灸是一种古老的中医疗法，通过燃烧艾叶对人体特定穴位进行热刺激，以调整身体的生理功能，达到治疗或保健的目的。

在进行艾灸治疗时，我们必须确保艾炷放置稳定，避免其滚动。使用艾条时，需要不断地上下或左右移动，以防止过度加热。同时，我们要定期清理艾灰，避免火星落下，以免对皮肤造成伤害。

艾灸治疗失眠的原理如下。

（1）调整气血：艾灸可以刺激穴位，促进气血流通，从而调整人体的阴阳平衡，有助于改善失眠症状。

（2）**舒缓情绪**：艾灸的温热作用可以舒缓紧张情绪，减轻焦虑和压力，从而有助于改善失眠。

（3）**调和脏腑**：失眠往往与脏腑功能失调有关，艾灸可以调和脏腑功能，从而改善失眠症状。

艾灸是一种非常有效的治疗失眠的方法，且操作简单，适合家庭日常保健。当您遇到药物或针刺无法解决的问题时，艾灸可能是一个很好的选择。可以通过点燃艾叶制成的艾炷或艾条，将其放置在距离皮肤适当的距离，熏烤特定的穴位或身体部位，可以实现治疗和保健的效果；或者使用艾灸盒，其可以将艾条固定在特定穴位上，方便操作，适用于长时间治疗；或者将艾叶铺在艾灸垫上，然后躺在垫上进行热刺激，适用于全身多处穴位的艾灸治疗（穴位图见第 87 页）。

对于失眠问题，有几个特定的穴位被证明非常有效：神门、三阴交、百会和足三里。每个穴位灸 5～10 分钟，总时长不宜超过 30 分钟，连续 10 次为 1 个疗程。特别是在睡前进行艾灸，效果最佳。

（1）**神门穴**：位于手腕部，具有镇静安神的作用，有助于改善失眠症状。

（2）**三阴交**：位于小腿内侧，可以调和气血、安神定志，有助于缓解失眠症状。

（3）**百会穴**：位于头顶部，具有调节大脑功能的作用，可缓解失眠。

（4）**足三里穴**：位于小腿前外侧，具有调和气血、强壮身体的作用，可改善失眠症状。

然而，针对不同的失眠原因，还需灵活加减穴位，以增强治疗效果。例如，心火旺盛者，可加灸心俞、内关等穴；肝郁气滞者，可加灸太冲、期门等穴。

同样，我们要注意，艾灸并非适用于所有情况。在进行艾灸治疗时，应当注意安全。

1）保持室内环境通风良好，避免烟尘过多。

2）选择优质的艾绒与灸具，确保治疗效果与安全。

3）对皮肤敏感或破损的人群，应谨慎使用艾灸。

4）在艾灸过程中，如出现头晕、心悸等不良反应，应立即停止治疗。

5）在饥渴、酒醉、饱腹、劳累、惊恐或剧烈运动后，应避免进行艾灸。

6）孕妇在进行艾灸时也需要特别小心。

（四）耳穴疗法

您知道吗？通过不同的刺激方法，我们可以在身体的不同部位引发各种反应。当我们刺激耳朵上的某些穴位时，大多数人会感到疼痛或温暖，但也有一些人会体验到酸、麻、胀、凉等不同的感觉。

耳朵是经络和神经的汇集之地，通过在耳朵上施加适当的刺激，可以帮助改善睡眠。耳穴疗法其实非常简单，我们可以在家自己操作。我们可以选择一些质硬而光滑的小粒植物种子、药物种子或药丸，比如王不留行籽、油菜籽等，然后粘贴在胶布上，贴在耳朵的特定穴位上。我们还可以轻轻地按压这些穴位，让耳朵感到发热或胀痛。

对于失眠，我们常选择穴位有耳朵的神门穴、心穴、肾穴、交感、枕区、皮质下、内分泌和垂前。您可以每次只贴一侧的耳朵，然后两边轮流进行，每隔天换一次。每天按压几次，每次每穴1～2分钟就可以了。

（1）**心**：位于耳甲腔中央，具有养心安神、调和气血的功效。刺激此穴位，能够缓解因心火旺盛、心神不宁引起的失眠症状。

（2）**神门**：位于三角窝内，对侧心耳穴上方。此穴位能够镇静安神，对心神失养、心肾不交所致的失眠具有显著疗效。

（3）**肾**：位于对耳轮上、下脚分叉处下方。刺激肾耳穴，可以滋养肾阴，交通心肾，对因肾虚引起的失眠有较好的治疗效果。

（4）**皮质下**：在对耳屏内侧面，具有调节大脑皮层兴奋与抑制的作用。对于因神经衰弱、自主神经功能紊乱引起的失眠，此穴位具有重要的治疗意义。

（5）**内分泌**：位于屏间切迹底部。此穴位能够调节内分泌系统，对因内分泌失调引起的失眠症状有一定的改善作用。

（6）**枕**：位于耳郭背面的上部，与大脑的枕叶相对应。刺激这一穴位可调节大脑皮层的兴奋性，进而对失眠症状产生积极影响。

（7）**垂前**：位于耳垂前方的凹陷处，与中医理论中的心、神相关。刺激垂前穴位，有助于调节心神，平衡情绪，从而改善因情绪问题导致的失眠。

但需要注意的是，耳朵比较脆弱，有些人可能对胶布过敏。如果在使用过程中感到耳朵痒，应立即停止使用，以免引发过敏反应。如果体质敏感的人感到疼痛，可以根据疼痛的程度来决定是否保留耳穴贴。另外，还要保持胶布的干燥和清洁，如果耳朵有炎症、溃疡或冻疮，就不适合使用耳穴疗法。按压时也要避免过度用力，以免搓破皮肤，造成感染。

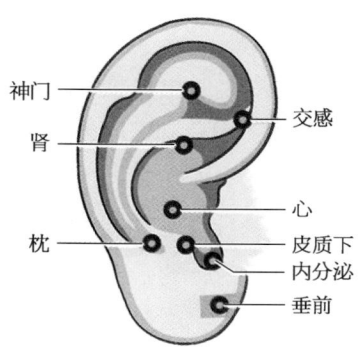

治疗失眠的常用耳穴示意图

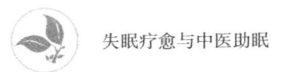

案例

张女士，52岁，围绝经期后出现失眠症状，表现为入睡困难、夜间易醒、早醒等，同时伴有心烦、潮热、多汗等症状。证属肝肾阴虚、心神失养。

耳穴治疗中，选取了肝耳、肾耳、心耳等穴位，通过耳穴贴压法进行治疗，每日自行按压数次，每次3～5分钟。经过两个月的持续治疗，张女士的失眠症状得到明显缓解，同时其他围绝经期症状也有所改善。

（五）穴位贴敷

穴位贴敷，又称穴位敷药，是中医外治法中的一种独特疗法。其基本原理是通过在人体特定穴位上贴敷药物，利用药物的渗透作用，刺激穴位，达到调和气血、平衡阴阳、安神定志的目的。

根据失眠的病因和症状，选择合适的穴位进行贴敷。常用的穴位有神门、心俞、肝俞、肾俞等。根据患者的体质和症状，选用适当的中药进行研磨，制成药糊或药膏。将制备好的药物贴敷在所选穴位上，用胶布固定，保持一定时间，使药物充分渗透。一般每周进行2～3次，连续治疗数周至数月。

一项对多名失眠患者进行的穴位贴敷治疗的研究显示，经过4周的治疗，有85%的患者失眠症状得到了明显改善。这一结果表明，穴位贴敷治疗失眠具有显著的临床效果。

穴位贴敷治疗失眠是一种传统中医治疗方法，它通过在特定的穴位上贴敷药物，以刺激和调整身体的生理功能，从而达到改善睡眠的目的。

❗ 进行穴位贴敷治疗失眠时需要注意以下几点。

• 选择合适的穴位：根据失眠的具体原因和个体情况，选择适当的穴位进行贴敷。

• 药物选择：贴敷的药物应根据失眠的原因和个体体质进行选择。常用的药物有安神类药物、调和气血类药物等。

• 贴敷时间：一般来说，穴位贴敷的时间不宜过长，通常建议每次贴敷20～30分钟。同时，应根据个人情况调整贴敷时间，避免过长或过短。

• 注意贴敷技巧：贴敷时应保持穴位干燥、清洁，避免在破损的皮肤上贴敷。贴敷时要保持适当的力度，不宜过紧或过松。贴敷后应及时取下，避免长时间留在皮肤上。

• 观察反应：贴敷后应密切观察反应，如有不适或过敏现象应及时停止贴敷，并咨询医生。同时，应注意贴敷后可能出现的皮肤反应，如发红、瘙痒等，如有异常应及时处理。

• 综合调理：穴位贴敷治疗失眠只是综合调理的一部分，还应结合其他方法如调整作息、饮食调理、心理调适等，共同改善失眠症状。

● 案例

张先生，50岁，长期受失眠困扰，常感心烦意乱，难以入睡，即使入睡也易醒，醒后难以再次入睡，导致白天精神不振，工作效率下降。此证属心火旺盛、心神不宁。贴敷穴位选神门穴、内关穴。

药物制备：将酸枣仁、合欢皮、夜交藤等，研磨成细末，与适量的蜂蜜、醋调和，制成药膏。

操作：将制好的药膏涂抹在穴位贴敷纸上，然后贴在张先

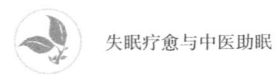

生的神门穴和内关穴上。贴敷时间一般为2～4小时，根据皮肤敏感度和个人感受进行调整。

总之，穴位贴敷治疗失眠是一种有效的中医治疗方法，通过刺激和调整特定穴位的功能，可以改善患者的失眠症状，提高生活质量。但需要注意的是，穴位贴敷治疗失眠需要在专业中医师的指导下进行，以确保安全和有效。

（六）芳香疗法

1. 药枕　药枕疗法是很多人都熟悉的一种民间疗法。古籍也有记载治疗失眠的药枕，最早见于晋代葛洪的《肘后备急方》中。宋代有人用草决明做成药枕来治疗失眠，民间还有分别取灯心草、琥珀制成"灯心枕""琥珀枕"，用来宁心安神或息梦安眠。

药枕的制作通常选用具有安神、镇静作用的中药材，如丹参、磁石、合欢皮、夜交藤、石菖蒲、酸枣仁、珍珠母等，这些药材有助于缓解焦虑、促进睡眠，药枕使用时，患者可将药枕置于枕下，通过头部的压力和体温，使药物有效成分逐渐渗出，并通过呼吸和皮肤吸收，达到治疗失眠的效果。

然而，药枕治疗失眠并非对所有人都有效。其疗效因人而异，受个体差异、失眠原因、使用方法等多种因素影响。同时，药枕治疗失眠也需要一定的时间和耐心，不能期望立竿见影的效果。

在使用药枕治疗失眠时，建议遵循以下几点。
- 选择正规药店或网站购买药枕，确保药材质量和安全性。
- 根据个人情况选择合适的药枕，如年龄、性别、失眠原因等。
- 使用过程中注意保持药枕的清洁和干燥，避免受潮和污染。

- 药枕植物油特别容易挥发，这样会导致药效减低，应每3个月或半年更换1次。
- 过敏体质的人群及哮喘的患者一定要谨慎使用。

常用的药枕配方如下。

（1）**薰衣草枕**：对于因压力过大导致的失眠，可以将薰衣草和适量橘皮放入布袋，装在枕头里或放在床上。薰衣草具有舒缓神经、促进睡眠的作用。

（2）**养血枕**：对于因血虚导致的失眠症状，可以使用酸枣仁、丹参、黄芪等药物研成粉末，装入布袋中，再放入枕头里。这种配方具有补气养血、安神的功效。

（3）**磁石枕**：中老年人因肾气不足、肝阳上亢导致失眠多梦时，可以使用碾成沙子状的磁石来改善。将磁石放入布袋中，再放入枕头里。这种配方具有补肾益精、平肝潜阳和安神益智的作用。

（4）**夜交藤合欢花枕**：将夜交藤和合欢花磨成粉状，放入布袋中，然后再放入普通枕头中。这种配方有助于缓解失眠症状，尤其适用于因压力过大导致的失眠。

（5）**决明子枕**：决明子具有清热明目、润肠通便的功效，适用于目赤肿痛、羞明多泪、头痛眩晕等症状。将决明子与荞麦壳或棉花混合，装入枕芯中。

2. 精油　治疗失眠的精油多种多样，常见的有薰衣草精油、檀香精油、迷迭香精油、马郁兰精油和百里香精油等。这些精油具有镇静和放松的作用，能够缓解失眠症状。

（1）**薰衣草精油**：具有镇静作用，可促进睡眠，通常通过按摩或蒸汽吸入使用。研究表明，薰衣草精油能够放松身心，改善睡眠质量，从而缓解失眠症状。

（2）**檀香精油**：天然的神经系统镇静剂，能有效减轻压力和焦

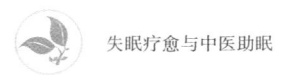

虑，使人感到平静和放松。檀香味有助于诱导深度休息，提高睡眠效率，长期使用对失眠患者有显著效果。

（3）**迷迭香精油**：虽然主要功效是增强记忆力和提神醒脑，但适量涂抹于太阳穴处对失眠者也有一定的助眠效果。其丰富的营养物质如维生素 B_6、维生素 C 等，能起到安神作用。

（4）**马郁兰精油**：具有镇静神经的作用，适用于失眠患者的辅助治疗。其活性成分能调节大脑内血清素和多巴胺的平衡状态，发挥催眠功效。

（5）**百里香精油**：同样具有镇静神经的作用，可通过熏蒸或按摩的方式使用。其成分能抑制中枢神经系统的过度兴奋，达到舒缓紧张情绪的效果，有利于改善失眠症状。

有将中医芳香疗法和现代芳香疗法理论相结合的复方精油，如以陈皮、白术、玫瑰、薰衣草等配伍的复方安神精油能够提高失眠患者的睡眠平衡指数，缩短睡眠潜伏期，改善睡眠质量。

精油的使用方法如下。

直接吸入法：将精油滴在手帕或面巾纸上，坐直闭上眼睛，将手帕盖住鼻子进行深呼吸。重复 8～10 次后，将手帕放在枕边入睡。这种方法简单快捷，能迅速让精油的香气充满鼻腔，发挥镇静作用。

蒸汽吸入法：在床边放一个盛有沸水的玻璃碗（陶瓷、不锈钢材质也可），滴入几滴精油，让精油的分子随着水蒸气扩散在空气中。通过呼吸吸入这些分子，有助于放松身心，促进睡眠。

扩香器使用法：将精油滴入扩香器中，在睡前半小时开始使用。扩香器能持续散发精油的香气，舒缓身心、安抚急躁情绪，为睡眠创造良好的氛围。

按摩法：将精油涂抹在胸部、腹部或太阳穴等穴位上进行按摩。这种方法不仅能促进精油的吸收，还能通过按摩放松身体肌肉和神经系统，帮助入睡。注意许多精油不能直接涂抹，需用荷荷巴油等基础油稀释，具体需在芳香保健师指导下进行。

综上所述，精油治疗失眠是一种安全有效的自然疗法，通过选择合适的精油和正确的使用方法，可以帮助人们缓解失眠症状、改善睡眠质量。然而，在使用过程中也需要注意安全和适量原则，并结合个人情况进行调整。

除了药枕和精油，还有香薰、香囊和香浴等方法可改善失眠症状。

3. 香薰法 将芳香类药物制成药香，点燃嗅闻药香。可以选择含有檀木、白豆蔻、薄荷、苏合香等天然香料的安神香，放置于香炉内焚烧闻香。这种方法在享受药香的同时，能够缓解焦虑情绪，提高睡眠质量。

4. 香囊法 将适合的芳香药物研磨粉碎或直接装入药囊中，挂于室内或随身佩戴。例如，玫瑰花、合欢花、薰衣草、白豆蔻、薄荷、陈皮、冰片等搭配制成的香囊，可以有效缓解失眠。

5. 香浴法 将芳香药物煎煮后用热水稀释或直接浸泡于热水中，进行洗浴或泡脚。通过透皮吸收的方式，使药物有效成分进入人体，促进血液循环、舒筋活络。泡脚或泡澡的时间不宜过长，一般不超过30分钟。

（七）中药足浴

古人曾经有过许多对足浴的经典记载，"春天洗脚，升阳固脱；夏天洗脚，暑湿可祛；秋天洗脚，肺润肠濡；冬天洗脚，丹田温灼"。苏东坡曰："主人劝我洗足眠，倒床不复闻钟鼓。"足浴通过浸泡双脚于温水中，利用水中的温度、药物成分以及按摩等，刺激足底穴位，促进血液循环，达到放松身心、缓解疲劳的效果。

1. 足浴的作用

（1）**温热作用**：足浴时，水温适宜，可以促进血液循环，扩张血管，加速新陈代谢，有助于缓解疲劳，改善睡眠质量。

（2）**药物作用**：在足浴水中加入一些具有安神、助眠作用的中药材，如酸枣仁、夜交藤等，这些药物成分可以通过皮肤吸收，发挥镇静、安神的作用，有助于改善失眠症状。

（3）按摩作用：足浴时，可以对足底进行按摩，刺激足底穴位，调节脏腑功能，平衡阴阳，从而达到改善睡眠的目的。

其次，足浴时需要注意以下事项。

- 要选择正确的泡脚时间：进食前后1小时内不宜泡脚，泡脚时血管扩张、血容量增加，造成胃肠及内脏血液减少，影响胃肠消化功能。正确的泡脚时间通常要在睡前半小时。
- 水温要适宜：足浴时，水温不宜过高，以免烫伤皮肤。一般来说，水温控制在40℃左右为宜。
- 药物选择要谨慎：在选择足浴药物时，要根据个人体质和失眠原因进行选择，避免盲目使用。同时，对药物过敏者要慎用。
- 足浴时间要控制：足浴时间不宜过长，一般控制在20～30分钟即可。过长时间的足浴可能导致皮肤过度水合，反而对睡眠质量造成影响。
- 保持心情舒畅：足浴前要保持心情舒畅，避免情绪波动过大。可以在足浴过程中听一些轻柔的音乐，有助于放松心情。
- 孕妇、高血压患者、心脏病患者等人群在使用足浴方前，应当咨询医生意见。

下面会重点推荐一些治疗处方及其使用方法。

2. 足浴常用方

（1）酸枣仁足浴方

主要组成：酸枣仁、夜交藤、合欢皮、丹参等。

功效：酸枣仁具有养心安神、益肝血的作用，夜交藤能舒筋活络，合欢皮则能解郁安神，丹参活血化瘀。此方适用于心肝血虚、心神失养所致的失眠。

（2）茯苓足浴方

主要组成：茯苓、白术、远志、酸枣仁等。

功效：茯苓健脾利湿，白术益气健脾，远志安神益智，酸枣仁养心安神。此方适用于脾虚湿困、心神不宁所致的失眠。

（3）磁石足浴方

主要组成：磁石、菊花、黄芩、夜交藤等。

功效：磁石重镇安神，菊花清热解毒，黄芩燥湿泻火，夜交藤舒筋活络。此方适用于心火亢盛、烦躁不安所致的失眠。

〖**足浴使用方法**〗

准备工作：选择一个合适的足浴盆，确保盆底平整，水深适中，以能淹没踝关节为宜。将足浴方中的药材提前浸泡30分钟，以便充分发挥药效。

泡脚过程：将浸泡好的药材连同水一起倒入足浴盆中，加入适量的热水，调整水温至40℃左右（以不烫手为宜）。双脚浸入水中，保持水温在38～42℃，泡脚时间以20～30分钟为宜。泡脚过程中，可以适当按摩足底反射区，如太冲穴、涌泉穴等，以增强效果。

（八）刮痧疏通血管

刮痧，又称"砭石疗法"，是通过特制的刮痧板在人体皮肤表面进行刮拭，以刺激经络、调和气血、平衡阴阳的一种治疗方法。在失眠的治疗中，刮痧能够通过刺激头部、颈部及背部的相关穴位，促进血液循环，缓解肌肉紧张，进而改善睡眠质量。

1. 刮痧治疗失眠的步骤

（1）**准备工具**：选择一块合适的刮痧板，通常选用天然水牛角或玉石制成，表面光滑、边缘圆润。同时，准备好刮痧油或清水，以润滑皮肤，减少刮拭时的阻力。

（2）**选择穴位**：针对失眠，常用的刮痧穴位包括头部的百会穴、风池穴、颈部的风府穴，以及背部的膀胱经等。这些穴位与睡眠密切相关，刮拭这些穴位能够有效改善失眠症状。

（3）**刮痧操作**：患者取坐位或俯卧位，涂抹适量的刮痧油或清水于所选穴位上。用刮痧板以适中的力度，沿着经络方向进行刮拭，每个穴位刮拭5～10分钟，直至皮肤出现微红或紫红色斑点为止。刮痧过程中应注意保持力度均匀，避免过度用力以免造成皮肤损伤。

（4）**刮痧治疗的个性化选择**：需根据症状、体征及舌脉表现，综合判断失眠的证型，如心火亢盛、肝郁化火、痰热内扰、心脾两虚、心肾不交等。在此基础上，制定相应的刮痧治疗方案，选取适当的经络穴位进行操作。

以心火亢盛型失眠为例，患者多表现为心烦意乱、失眠多梦、口舌生疮、小便短赤等症状。此时，刮痧治疗可选取心经、心包经的相关穴位，如神门、内关、大陵等，以清心泻火，安神定志。操作时，宜采用轻刮法，以患者能耐受为度，避免过度刺激导致皮肤破损。

对于肝郁化火型失眠，患者常有情绪抑郁、烦躁易怒、胸胁胀满、口苦咽干等表现。刮痧治疗时应选取肝经、胆经的穴位，如太冲、期门、阳陵泉等，以疏肝解郁，清肝泻火。操作时，可采用中等力度，以患者感觉酸胀为度。

除了具体的证型治疗外，刮痧治疗失眠还需注意整体调理，增强患者体质。如加强脾胃功能，提高气血生化之源，可选取脾经、胃经的穴位进行刮痧；若肾阴不足，心火难以下降，则可选取肾经穴位，以滋阴降火。

2. 刮痧治疗失眠的注意事项及建议　在进行刮痧治疗前，应向医生详细咨询，了解自己的身体状况是否适合接受刮痧治疗。治疗过程中，应保持放松状态，避免过度紧张或抵触情绪，以免影响治疗效果。治疗结束后，患者应注意保暖，避免受凉。同时，保持良好的作息习惯，避免熬夜、过度劳累等不良生活习惯。对于部分体质较弱或病情较重的患者，建议在专业医生的指导下进行刮痧治疗，以确保安全有效。

（九）拔罐疗法

拔罐，古称"角法"，是以罐为工具，利用燃烧、抽吸等方法排除罐内空气，造成负压，使其吸附于人体穴位或相应部位，达到通经活络、行气活血、消肿止痛、祛风散寒等效果的疗法。在治疗失眠方面，拔罐能够通过刺激穴位，调整人体的阴阳平衡，进而改善睡眠质量。

拔罐治疗失眠的原理在于，通过拔罐对特定穴位的刺激，可以调和气血，舒缓紧张的神经，使身心得到放松。同时，拔罐还能促进局部血液循环，加速新陈代谢，进一步改善睡眠环境。

然而，拔罐治疗失眠并非人人适宜。患有心脏病、高血压等疾病的人群，应在专业医师的指导下进行。此外，拔罐后应注意保暖，避免受凉，以免影响疗效。

下面介绍几种失眠常见证型的治疗方法。

（1）心脾两虚型失眠

症状表现：心悸多梦，头晕目眩，神疲乏力，面色无华。

拔罐穴位：心俞、脾俞、神门、三阴交。

操作方法：选用适当大小的罐具，在心俞、脾俞、神门、三阴交等穴位进行拔罐。留罐时间以10～15分钟为宜，每日或隔日治疗1次。

（2）肝郁气滞型失眠

症状表现：失眠多梦，情绪不稳，胸闷胁痛，口苦咽干。

拔罐穴位：肝俞、期门、太冲、行间。

操作方法：选用合适大小的罐具，在肝俞、期门、太冲、行间等穴位进行拔罐。留罐时间以10～15分钟为宜，每日或隔日治疗1次。

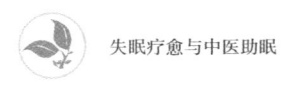

（3）痰热内扰型失眠

症状表现：失眠多梦，心烦意乱，头晕目眩，痰多口干。

拔罐穴位：肺俞、心俞、丰隆、内关。

操作方法：选用适当大小的罐具，在肺俞、心俞、丰隆、内关等穴位进行拔罐。留罐时间以 10～15 分钟为宜，每日或隔日治疗 1 次。

（十）中药药膳

中药药膳，通过食用具有安神、补益作用的中草药来调理身体，改善睡眠质量。在中医理论中，失眠通常被认为是由于心肝不交、气血不足、脾胃虚弱等原因导致的。因此，中药药膳治疗失眠的方法主要是通过补益心肝、养血安神、健脾和胃来达到治疗目的。药膳中也有许多不同烹饪类型，如茶饮、炖汤、粥类等。它们往往温和自然，结合了食物的营养与中药的药效，既可口，又能调理身体，改善睡眠。

以下列举一些可治疗失眠，且味道鲜美、深受人们喜爱的中药膳。

（1）茯神蜂蜜饮：茯神，性味甘、淡，平，归心、脾经，具有宁心、安神、利水的功效。与蜂蜜搭配制成饮品，既能舒缓紧张情绪，又能改善睡眠质量。将茯神研成细末，与适量蜂蜜和温开水混合搅拌均匀，每日早晚服用。

（2）百合莲子羹：百合，性味甘、微苦，微寒，归心、肺经，具有养阴润肺、清心安神的作用。莲子，性味甘、涩，平，归脾、肾、心经，能补脾止泻、益肾涩精、养心安神。将百合与莲子共同煮制成羹，不仅口感清甜，还能有效缓解失眠症状。

（3）远志枣仁茶：远志，性味苦、辛，温，归心、肾、肺经，具有安神益智、祛痰开窍、消散痈肿的功效。与酸枣仁搭配制成茶饮，对失眠多梦、心悸健忘的患者具有良好的疗效。将远志与酸枣仁研成粗末，用沸水冲泡，代茶饮用。

第五章 中医治疗失眠

（4）**合欢花炖猪心**：合欢花，性味甘、平，归心、肝经，有解郁安神、活血消肿之效。与猪心一同炖煮，既能滋补身体，又能改善失眠。制作时，将合欢花与洗净的猪心一同放入锅中，加入适量清水，炖至猪心熟透，调味后即可食用。

（5）**酸枣仁煲猪心汤**：酸枣仁，性味甘平，具有养心安神、益肝宁心的功效，是治疗失眠的常用中药。猪心，作为血肉有情之品，能够补心安神。将酸枣仁与猪心一同煲汤，不仅味道鲜美，还能有效缓解失眠症状。

（6）**百合煲莲子汤**：百合，被誉为"安神菜"，具有养阴润肺、清心安神的作用。莲子，性味甘涩，能够补脾止泻、养心安神。将百合与莲子搭配煲汤，不仅营养丰富，还能有效改善失眠、多梦等症状。

（7）**龙眼肉煲红枣汤**：龙眼肉，富含营养成分，能够滋补身体、养血安神。红枣，被誉为"天然的维生素丸"，具有补中益气、养血安神的功效。将龙眼肉与红枣一同煲汤，既能滋补身体，又能缓解失眠症状。

（8）**夜交藤煲鸡汤**：夜交藤，性味甘苦，具有养心安神、祛风通络的作用。鸡肉，营养丰富，能够滋补身体、益气养血。将夜交藤与鸡肉搭配煲汤，不仅味道鲜美，还能有效改善失眠、多梦等症状，对长期失眠的患者尤为适宜。

（9）**茯苓煲鲫鱼汤**：茯苓，性味甘淡，具有利水渗湿、健脾宁心的功效。鲫鱼，肉质细嫩，能够健脾开胃、利水消肿。将茯苓与鲫鱼一同煲汤，既能健脾开胃，又能宁心安神，可用于治疗因脾胃虚弱、心神不宁而引起的失眠，疗效较好。

（10）**远志煲瘦肉汤**：远志，性味辛苦，具有安神益智、祛痰开窍的作用。瘦肉，富含蛋白质，能够滋补身体、益气养血。将远志与瘦肉搭配煲汤，既能滋补身体，又能安神益智，对失眠伴有健忘、神志恍惚等症状的患者具有一定疗效。

（11）**龙眼肉粥**：龙眼肉，性味甘、温，归心、脾经，具有补益心脾、养血安神的作用。用龙眼肉与粳米同煮成粥，对心血不足、失眠健忘的患者尤为适宜。制作时，将龙眼肉与粳米一同放入锅中，加水煮至粥熟，适量加入白糖调味。

（12）**酸枣仁粥**：酸枣仁，性味甘平，具有养心安神、敛汗生津的功效。将酸枣仁研成细末，与粳米一同煮粥，待米熟烂后，加入少量冰糖调味即可。此粥可改善心血不足、心神失养所致的心烦不眠、惊悸多梦等症状。

（13）**百合莲子粥**：百合与莲子都是养心安神的药食佳品。百合润肺止咳，清心安神；莲子补脾止泻，益肾固精，养心安神。将百合、莲子与粳米同煮，粥熟后加入冰糖调味。此粥可改善心阴不足、虚烦惊悸、失眠多梦等症状。

（14）**小麦粥**：小麦性味甘凉，有养心安神、益肾、健胃厚肠的功效。将小麦与粳米一同煮粥，粥成后可加入适量白糖调味。此粥对心神不宁、失眠多梦等症状有良好的调理作用。

（15）**远志枣仁粥**：远志具有安神益智、祛痰开窍的功效，与酸枣仁同用，可增强养心安神的作用。将远志、酸枣仁水煎取汁，再加入粳米煮粥，粥成后加入适量白糖调味。此粥可改善心血不足、健忘惊悸、失眠多梦等症状。

（16）**柏子仁粥**：柏子仁性味甘平，具有养心安神、润肠通便的功效。将柏子仁与粳米一同煮粥，粥成后可加入蜂蜜调味。此粥可改善心悸失眠、头晕健忘等症状。

（17）**合欢皮粥**：合欢皮性味甘平，具有解郁安神、活血消肿的功效。将合欢皮水煎取汁，再加入粳米煮粥，粥成后加入适量白糖调味。此粥可改善情志所伤、愤怒忧郁、烦躁失眠等症状。

失眠虽非大病，但长期困扰着人们的日常生活。以上列举的药膳，均具有一定的治疗失眠作用。然而，每个人的体质和失眠原因不尽相同，因此在选择中药膳时，应根据个人情况，咨询专业中医师

第五章 中医治疗失眠

的建议，选择适合自己的药膳，以确保安全和有效。在食用药膳的同时，也应保持良好的生活习惯和心态，以达到更好的治疗效果。

（十一）推拿按摩

推拿按摩，通过促进气血流通，舒缓肌肉疲劳，以及改善睡眠质量，为我们的健康带来了诸多益处。您知道吗？推拿按摩其实是一种非常有效的身体调理方式，它能够帮助改善血液循环，加速新陈代谢，从而有利于身体废物的排出和身体的自我修复。这种技术不仅有助于缓解身体疲劳，还能减轻心理压力，提升我们的睡眠质量。

更为神奇的是，推拿按摩还能刺激我们的神经系统，调节自主神经，从而帮助我们达到身心的和谐与平衡。通过特定的按摩手法，如按摩头部、颈部和脚底的反射区，我们可以有效地缓解紧张情绪，使身体得到深度放松，从而进一步提高睡眠质量。

当然，针对不同的失眠情况和个人体质，推拿按摩的具体方法可能会有所不同。通常，我们推荐在睡前进行推拿按摩。以下是一些常见的推拿按摩方法。

1. 头部按摩 使用双手的食指和中指，轻轻地按摩太阳穴 2～3 分钟，这可以有效地促进头部的血液循环，缓解紧张情绪，帮助我们更容易进入梦乡。

头部按摩的具体操作步骤如下。

（1）开天门：用双手拇指指腹自眉头交替向上推至前发际线，力度适中，重复 10 次。此动作有助于舒缓额头紧张感。

（2）推坎宫：用双手拇指自眉头向眉梢分推，力度均匀，重复 10 次。此动作可缓解眉棱骨疼痛，舒缓眼部疲劳。

（3）按揉太阳穴：用双手中指指腹在太阳穴处进行旋转按揉，力度适中，每次持续 30 秒，重复 5 次。太阳穴按摩有助于缓解头痛、头晕等症状。

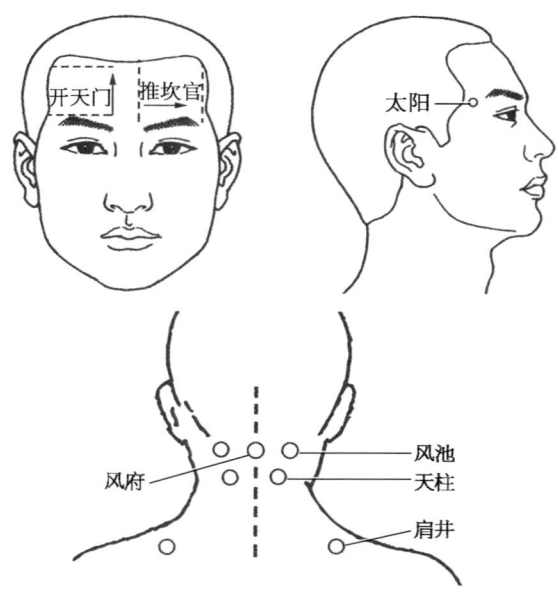

头肩部按摩主要穴位示意图

（4）**揉百会穴**：用右手拇指指腹顺时针揉按百会穴（头顶正中），力度适中，每次持续 30 秒，重复 5 次。此动作可提升阳气，缓解头顶部不适。

（5）**拿风池穴**：用双手拇指与食指相对，夹住风池穴（颈后两侧）进行拿捏，力度适中，每次持续 30 秒，重复 5 次。风池穴按摩有助于缓解颈部疲劳，促进脑部血液循环。

（6）**摩头顶**：用双手掌面自前向后摩头顶，力度轻柔，重复 10 次。此动作可舒缓整个头部的紧张状态，促进头部放松。

2. 颈部按摩 用手掌从颈部的后面向前轻轻推压，每次 2～3 分钟，可以缓解颈部的疲劳和僵硬，帮助我们放松身心。

颈部按摩的具体操作步骤如下。

（1）**颈部放松**：患者取坐位或仰卧位，治疗师站在患者身后，用

第五章 中医治疗失眠

双手掌根部在颈部两侧进行轻柔的推摩，使颈部肌肉逐渐放松。

（2）**穴位按摩**：重点按摩风池穴、肩井穴、大椎穴等穴位。用拇指指腹或指节在穴位上进行适度的按压和旋转，每个穴位按摩1～2分钟，以局部酸胀感为度。

（3）**肌肉拉伸**：治疗师用一手托住患者下颌，另一手放在颈后，缓慢地向后拉伸颈部，同时嘱患者轻轻向后仰头，以拉伸颈部肌肉。

（4）**颈部摇转**：治疗师双手托住患者头部，轻轻地向左右两侧摇转，使颈部肌肉得到充分的放松和舒展。

（5）**结束放松**：最后，用双手掌根部在颈部两侧进行轻柔的推摩，使颈部肌肉完全放松，结束按摩治疗。

3. 肩部按摩 用手掌从肩膀向上轻轻推动，每次2～3分钟，能有效缓解肩部的疲劳和压力。

肩部按摩的具体操作步骤如下。

（1）**轻柔热身**：以手掌或指尖轻轻拍打或揉捏肩部，以缓解肩部肌肉的紧张感，为后续的按摩做好准备。

（2）**按压穴位**：以拇指或食指按压肩部的重要穴位，如肩井穴、肩髃穴等，每个穴位按压5～10秒，以产生酸胀感为度。

（3）**揉捏肌肉**：用双手掌或拇指与食指夹住肩部肌肉，以适中的力度进行揉捏，帮助肌肉放松。

（4）**推拿经络**：沿肩部经络走向，用掌根或拇指进行推拿，以疏通经络，促进气血运行。

（5）**抖动放松**：双手握住肩部，以轻柔的抖动方式放松肩部肌肉，结束按摩。

4. 背部按摩 用手掌从上到下轻轻按摩背部的两侧，每次2～3分钟，有助于缓解背部的疲劳和僵硬。

背部按摩的具体操作步骤如下。

（1）**轻揉背部**：治疗师以手掌根部或指腹，从受按摩者的肩颈部位开始，沿脊柱两侧向下轻揉，以放松背部肌肉。此过程中，注意控制力度，避免过重或过轻，以免造成不适。

（2）**指压穴位**：在背部两侧，分布着多个与睡眠相关的穴位，如心俞、肝俞、肾俞等。按摩者可用拇指或食指，对这些穴位进行适度的指压，以刺激经络，促进气血流通。指压时，应保持稳定的力度和节奏，避免突然用力或过快移动。

（3）**推拿脊柱**：脊柱是身体的重要支撑结构，也是多条神经和经络的汇聚之处。按摩者可用手掌根部或鱼际，沿脊柱两侧进行推拿，以舒通经络，调和气血。推拿时，应注意保持双手的同步运动，避免单侧用力。

（4）**拍打放松**：在完成上述步骤后，按摩者可用手掌或空拳，轻轻拍打受按摩者的背部，以放松肌肉，促进血液循环。拍打时，应保持适中的力度和速度，避免过度用力或过快移动。

5. 足底按摩 由于足底分布着大量的神经、血管和穴位，被誉为"第二心脏"。如果您喜欢，还可以在温水泡脚后进行按摩，效果会更佳。

进行足底按摩前，需要准备一些基本的按摩工具，如按摩球、按摩棒、按摩器等。同时，确保按摩环境安静、舒适、温暖，以提高按摩效果。

足部按摩的具体操作步骤如下。

（1）**放松足部肌肉**：在开始按摩前，先用热水泡脚10～15分钟，使足部肌肉放松，血液循环加快。

（2）**按摩反射区**：根据足部反射图，找到与失眠相关的反射区，如大脑、垂体、肾上腺等。使用按摩球或按摩棒，以适当的力度进行按摩，每个反射区按摩3～5分钟。

（3）**刺激穴位**：在足底有一些与睡眠直接相关的穴位，如涌泉穴、太溪穴、失眠穴等。用指尖或按摩器刺激这些穴位，每次持续1～2分钟。

（4）调整按摩力度：按摩过程中，要根据个人感受调整按摩力度，避免过度刺激或力度不足。

常用的足部按摩治疗失眠的穴位如下。

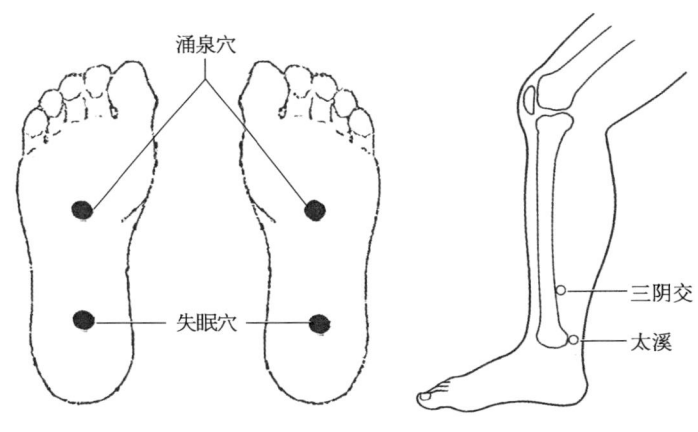

足部按摩常用穴位

涌泉穴：位于足底前部凹陷处，是足底按摩治疗失眠的重要穴位之一。按摩此穴位可以镇静安神，调节心肾功能，有助于缓解失眠症状。按摩方法：用拇指指腹轻轻按压涌泉穴，每次按摩5～10分钟，每日1～2次。

太溪穴：位于足内侧，内踝尖与跟腱之间的凹陷处。按摩此穴位可以滋阴降火，调节肝肾功能，对于因肝肾阴虚引起的失眠具有较好的疗效。按摩方法：用拇指指腹或按摩棒按压太溪穴，每次按摩5～10分钟，每日1～2次。

三阴交穴：位于足内踝尖直上3寸（约4指宽）的位置，是足太阴脾经、足少阴肾经、足厥阴肝经三条阴经的交会穴。按摩此穴位可以调和阴阳，平衡脏腑功能，对失眠伴有心烦意乱、头晕耳鸣等症状有较好的缓解作用。按摩方法：用拇指指腹或按摩棒沿足内踝向上推按，找到酸胀感明显的点即为三阴交穴，每次按摩5~10分钟，每日1~2次。

失眠点：位于足跟底部中央，是足底按摩中治疗失眠的特效穴位。按摩此穴位可以直接作用于睡眠中枢，促进睡眠。按摩方法：用拳头或按摩器轻轻敲击失眠点，每次按摩5~10分钟，每日1~2次。

虽然推拿按摩治疗失眠是一种相对安全的非药物治疗方法，但仍然需要注意一些事项。

1）首先，选择专业的推拿按摩机构进行治疗非常重要。因为只有专业机构的推拿师才能够做出正确的诊断和治疗方案。此外，选择机构时应该注意其设施和卫生条件是否符合要求，以免造成感染或其他健康问题。

2）其次，患有某些疾病或特定情况的人应该避免推拿按摩治疗。例如，孕妇、癌症患者、患有严重心脏病、中风或其他神经系统疾病的人应该避免按摩治疗。此外，如果有皮肤病或其他疾病，应该在治疗前告知按摩师，以免病情加重。

3）最后，推拿按摩治疗失眠也需要注意时间和频率。治疗时间一般不应超过30分钟，频率最好不要超过每周2~3次。同时，治疗后也需要注意休息和补充水分，以便身体得到充分的恢复和调整。

总之，推拿按摩治疗失眠是一种有效且安全的非药物治疗方法，但需要注意选择专业机构、避免特定情况下的治疗、注意时间和频率等方面的注意事项。希望广大失眠读者能够通过科学的治疗方式，重获健康的睡眠。

（十二）传统功法调理

传统功法，作为中国传统文化的瑰宝，是一种集健身、养生于一体的独特方法，它与中医的理论和实践紧密相连。传统功法涵盖了多种形式，如传统功法锻炼和传统功法调理等。特别是传统功法调理，

第五章 中医治疗失眠

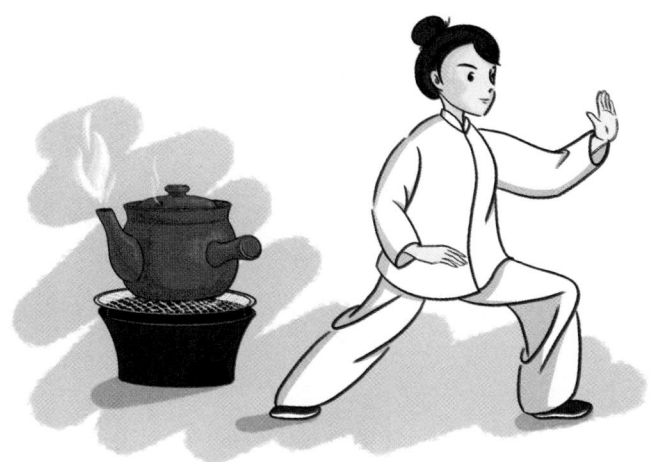

传统功法锻炼

它致力于调整人体内部的气血运行状态，以此达到调理身体、维护健康的目的。对于许多人面临的失眠问题，传统功法调理也能提供有效的解决方案。

失眠，作为现代生活中的常见问题，常常困扰着人们。而传统功法调理治疗失眠的基本原理在于，它运用传统功法的调节原理，对人体的阴阳、气血、脏腑等生理和心理功能进行调整，进而促进睡眠。

那么，传统功法调理失眠具体有哪些方法呢？

（1）静坐养神是其中的一种。通过静坐冥想、呼吸调节、意念控制和身体放松，可以达到养神的效果。这种方法对缓解压力、舒缓神经、提高睡眠质量有着显著的效果。

（2）呼吸调节是传统功法治疗失眠的核心。失眠往往与人的心理状态密切相关，焦虑、紧张等不良情绪常常是失眠的诱因。传统功法通过深呼吸、慢呼吸的方式，帮助人们放松身心，缓解压力。深呼吸能够刺激副交感神经，使人体从紧张状态转向放松状态，从而有利于入睡。

（3）意念控制也是传统功法治疗失眠的重要手段。在练习传统功法时，人们需要将注意力集中在身体的某个部位或某个特定的意念上，以达到身心合一的状态。通过意念控制，人们可以将杂念排除脑海，使心灵变得宁静。宁静的心灵有助于减少夜间的思绪纷扰，从而改善睡眠质量。

（4）**身体放松是传统功法治疗失眠的又一关键环节。**失眠患者往往因为身体紧张、不适而难以入睡。传统功法通过一系列的身体动作和放松练习，帮助人们释放身体的紧张感，使身体变得轻松自在。身体放松不仅有利于入睡，还能够提高睡眠质量，使人们在睡眠中得到充分的休息和恢复。

（5）**传统功法锻炼也扮演着重要的角色。**它不仅可以增强身体的抵抗力和免疫力，还能调节神经系统和内分泌系统的功能，对缓解失眠症状有着积极的帮助。

针对失眠问题，可以选择一些具有安神助眠作用的专项练习。如"卧功"，即躺在床上进行传统功法锻炼，通过调整呼吸、放松身体，帮助入睡。

此外，传统功法锻炼中的肢体动作也是改善失眠的重要手段。一些轻柔、缓慢的动作，如太极拳、八段锦等，不仅能够帮助失眠患者舒缓肌肉紧张、促进血液循环，还能在练习过程中使患者逐渐进入一种宁静、放松的状态。这种状态有助于降低身体的应激反应，从而改善失眠症状。

然而，需要注意的是，通过传统功法改善失眠是一种温和的治疗方法，需要长期坚持才能看到效果。同时，对于某些明确病因的失眠患者，传统功法调理可能并不能完全解决问题，需要结合其他治疗方法。

总的来说，传统功法作为一种独特的健身养生方法，为现代人提供了改善失眠等健康问题的新途径。通过科学的方法和实践，我们可以更好地利用传统功法，促进身心健康，享受更高质量的生活。

三、中医治疗失眠的注意事项

治疗失眠时,中医有一些重要的注意事项,了解这些事项有助于您更好地理解中医如何治愈失眠,也能帮助您更好地参与治疗过程。下面,我们将为您介绍一些中医治疗失眠时应该注意的事项。

1. 寻找专业医疗机构医生 首先,您需要找到一家专业的中医医院和资深的中医医生。因为失眠的原因可能非常复杂,中医会根据不同的症状来制定个性化的治疗方案。

2. 调整生活习惯 中医治疗失眠的效果不仅取决于医生的技术和药物,还与您的生活习惯密切相关。为了获得更好的治疗效果,您需要保持规律的生活习惯,避免熬夜、酗酒和吸烟,同时注意个人卫生,保持积极的心态。

3. 合理的饮食 中医强调饮食对治疗失眠的重要性。在治疗期间,您需要根据医生的建议,合理搭配食物,增加对身体有益的食物,减少摄入刺激性食品。

4. 正确的用药方式 中医治疗失眠的药物多为中药制剂,您需要按照医生的指导规范用药,不可随意更改药量或用药频率,以免产生不良反应。同时,您还需要注意药物的储存方式,避免阳光和潮湿,保持药效。

5. 疗程与身体调理 中医治疗失眠需要一定的时间,您需要有耐心,不要急于求成,以免药物对身体造成伤害。同时,您还需要按照医生的建议进行身体调理,如定期按摩、运动等,以促进血液循环,增强免疫力。

通过遵循这些注意事项,您将能够更好地配合中医治疗失眠,提高治疗效果,早日恢复健康的睡眠。

写在最后

在本书开头,我们共同探讨了失眠的定义、症状、分类、发病机制和流行病学,以及常见的生活方式因素、心理因素、疾病因素和药物因素等引起失眠的原因。通过这些知识,我们了解了失眠的多种表现和发生的原因,为后续的治疗和预防奠定了基础。

此外,我们还介绍了失眠对心理健康、日常生活、工作、身体健康等方面的影响,这些影响不仅体现在失眠人群的身体健康方面,还会对其情绪、工作效率等产生负面影响。因此,我们需要采取有效的治疗和预防措施,来降低失眠带来的不良影响。

在接下来的章节中,我们深入探讨了失眠的治疗方法,其中包括行为疗法、药物治疗、中医治疗等多种治疗方式。在行为疗法中,我们介绍了睡眠卫生、认知行为治疗等方法,这些方法通过改善睡眠环境、纠正不良睡眠习惯、调整睡眠观念等,有效地改善失眠人群的睡眠质量。在药物治疗方面,我们详细介绍了失眠药物的种类、作用机制、用药注意事项等,以及非处方药和处方药的区别。在中医治疗方面,我们介绍了针灸、耳穴、芳香疗法、中药、中药药膳、推拿按摩、传统功法等多种治疗方式,这些治疗方式通过调整人体气血、脏腑功能等方面,从而提高失眠人群的睡眠质量。

在本书的最后,我们想强调一些注意事项。首先,有失眠困扰的人应该积极寻求医生的帮助和指导,不要盲目自我治疗或乱用药物。其次,对于药物治疗,应该严格按照医生的建议来使用药物,避免出现不良反应或依赖性。此外,我们应该注意自己的生活方式,改善睡眠环境、调整作息时间、保持良好的心态等,来预防失眠的发生。最后,希望读者朋友们能够通过本书了解到更多关于失眠的信息,同时在治疗失眠时可以选择合适的方法,配合医生的治疗,达到预防和治

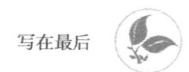

写在最后

疗失眠的效果。

*鼓励读者朋友积极治疗失眠

对遭受失眠困扰的人群来说,积极寻求治疗是至关重要的。尽管失眠可能带来诸多不适和烦恼,但通过科学的治疗和调整,我们完全有可能减轻甚至完全消除这些症状,恢复健康的睡眠模式,从而提高我们的生活质量。

首先,树立信心是关键。我们不能因为失眠而陷入绝望,更不能因为几次尝试的失败就放弃治疗。每个人的身体状况和失眠的原因都是独特的,因此需要找到适合自己的治疗方法。只要我们保持决心,坚持治疗,就一定能够战胜失眠。

其次,我们应该积极寻求专业医生的帮助。如果您发现自己的失眠症状已经严重影响了生活和健康,那么及时咨询医生是明智的选择。医生能够根据您的具体情况,提供专业的评估,并给出有效的治疗方案和建议,帮助您重新找回健康的睡眠。

此外,我们还可以通过调整生活习惯和改善睡眠环境来辅助治疗。建立良好的作息习惯,如每天定时入睡和起床,进行适量的运动,避免长时间熬夜等不良习惯,都有助于提高睡眠质量。同时,营造一个舒适的睡眠环境,如保持安静、调整适宜的温度、使用舒适的床上用品等,也能有效促进睡眠。

最后,我们必须明白,虽然改善失眠需要时间和耐心,但这是完全可能的。只要我们以积极的态度面对,采取科学的方法进行治疗和调整,就一定能够战胜失眠,恢复健康的睡眠,享受更高质量的生活。

*结语

在本书的结尾部分,我想对所有读者表示诚挚的鼓励和支持。失

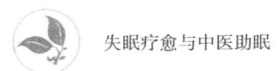

眠虽然可能让人感到无助和迷茫，但请记住，您并非孤立无援。许多人都面临过类似的睡眠问题，而本书的目的正是帮助您更深入地理解失眠，并提供实用的建议和解决方案。

面对失眠，保持积极的心态和耐心至关重要。每个人的状况都是独特的，因此可能需要花费一些时间和持续的努力来改善睡眠。然而，请坚信，改善睡眠质量是完全可能的，您也能找到适合自己的方法。

此外，要相信自己内在的力量。您拥有应对和克服挑战的能力，同时，也要学会倾听自己身体和内心的声音。寻找平衡，关注自己的健康和幸福。

除了本书提供的信息和建议，也不要忘记寻求外部支持。与亲朋好友或专业人士分享您的困扰，让他们成为您的坚强后盾。有时，与他人交流和倾诉，可能会给您带来意想不到的帮助和启示。

最后，我鼓励您坚定追求改善睡眠的目标。无论进展如何，每一步都是朝着目标迈进的一步。相信自己的能力，相信您能找到解决方案，并恢复健康的睡眠。

感谢您选择阅读本书。希望它能为您带来实质性的帮助和启示。祝愿您早日找到适合自己的睡眠之道，享受健康、宁静的夜晚和美好的每一天！

参考文献

[1] FULTZ N E, BONMASSAR G, SETSOMPOP K, et al. Coupled electrophysiological, hemodynamic, and cerebrospinal fluid oscillations in human sleep [J]. Science (New York, NY), 2019, 366(6465): 628-631.

[2] BLACKMAN J, STANKEVICIUTE L, ARENAZA-URQUIJO E M, et al. Cross-sectional and longitudinal association of sleep and Alzheimer biomarkers in cognitively unimpaired adults [J]. Brain communications, 2022, 4(6): fcac257.

[3] LU Y, TIAN N, YIN J, et al. Association between sleep duration and cancer risk: a meta-analysis of prospective cohort studies [J]. PLoS one, 2013, 8(9): e74723.

[4] DAGHLAS I, LANE J M, SAXENA R, et al. Genetically Proxied Diurnal Preference, Sleep Timing, and Risk of Major Depressive Disorder [J]. JAMA psychiatry, 2021, 78(8): 903-910.

[5] LI Y, SAHAKIAN B J, KANG J, et al. The brain structure and genetic mechanisms underlying the nonlinear association between sleep duration, cognition and mental health [J]. Nature aging, 2022, 2(5): 425-437.

[6] 关注睡眠，关爱健康：《中国睡眠研究报告2023》解读 [J]. 海军军医大学学报, 2023, 44: 1261-1267.

[7] 沈虹, 韦婧, 章怡祎, 等. 调心方改善冠心病稳定型心绞痛气滞痰瘀证伴焦虑状态患者的疗效研究 [J]. 湖南中医药大学学报, 2021, 41: 622-627.

[8] Consensus Group of Chinese Experts on the Diagnosis and Treatment of Cardiovascular Diseases Combined with Insomnia. A consensus statement on the diagnosis and treatment of cardiovascular diseases combined with insomnia from Chinese experts [J]. Zhonghua nei ke za zhi, 2017, 56(4): 310-315.

[9] SHAH R, SHAH V K, EMIN M, et al. Mild sleep restriction increases endothelial oxidative stress in female persons [J]. Scientific reports, 2023, 13(1): 15360.

[10] WATANABE N, FURUKAWA T A, SHIMODERA S, et al. Cost-effectiveness of cognitive behavioral therapy for insomnia comorbid with depression: analysis of a randomized controlled trial [J]. Psychiatry and clinical neurosciences, 2015, 69(6): 335-343.

[11] 中国睡眠研究会. 中国失眠症诊断和治疗指南 [J]. 中华医学杂志, 2017, 97（24）: 1844-1856.

[12] 周仲瑛. 中医内科学 [M]. 北京: 中国中医药出版社, 2007.

[13] 陈春芳. 中医药治疗失眠临床研究进展 [J]. 中医药临床杂志, 2019, 31（9）: 1776-1780.

[14] 黄凯裕, 梁爽, 许岳亭, 等. 基于数据挖掘的针灸治疗失眠选穴规律分析 [J]. 中国针灸, 2015, 35（9）: 960-963.

[15] 程志清. 香遇杏林: 中医芳香应用指引 [M]. 北京: 中国中医药出版社, 2022.

[16] 赵千乐, 张虹锋, 杨玉洁, 等. 精油治疗失眠症研究进展 [J]. 现代中药, 2024, 44（5）: 16-19.

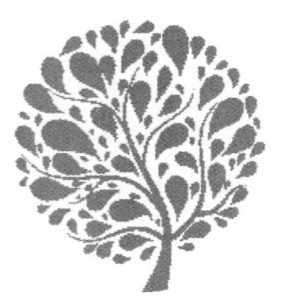